·老年健康系列丛书·

董碧蓉◆主　编
张雪梅　陈　茜◆副主编

老年照护者手册

（第二版）

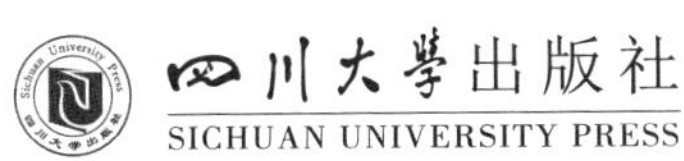

四川大学出版社
SICHUAN UNIVERSITY PRESS

图书在版编目（CIP）数据

老年照护者手册 / 董碧蓉主编. — 2版. — 成都：四川大学出版社，2023.1（2025.4重印）
ISBN 978-7-5690-4439-3

Ⅰ. ①老… Ⅱ. ①董… Ⅲ. ①老年人—护理—手册 Ⅳ. ①R473-62

中国版本图书馆CIP数据核字（2021）第010754号

书　　名：老年照护者手册（第二版）
Laonian Zhaohuzhe Shouce（Di-er Ban）
主　　编：董碧蓉

选题策划：周　艳
责任编辑：周　艳
责任校对：张宇琛
装帧设计：墨创文化
责任印制：王　炜

出版发行：四川大学出版社有限责任公司
地址：成都市一环路南一段24号（610065）
电话：（028）85408311（发行部）、85400276（总编室）
电子邮箱：scupress@vip.163.com
网址：https://press.scu.edu.cn
印前制作：四川胜翔数码印务设计有限公司
印刷装订：成都市火炬印务有限公司

成品尺寸：148mm×210mm
印　　张：7
字　　数：164千字

版　　次：2016年6月 第1版
2023年1月 第2版
印　　次：2025年4月 第2次印刷
定　　价：35.00元

扫码查看数字版

四川大学出版社
微信公众号

编委会

主　编　董碧蓉

副主编　张雪梅　陈茜

编　者（按姓氏拼音字母排序）

陈　静　陈　丽　陈　茜　陈绍敏
陈　杨　冯冬梅　冯　婷　高杨梅
古　红　胡春艳　胡　雪　黄武友
黄雪花　黄　艳　黄兆晶　姬　悦
江杨洋　赖　娟　李　慧　李沙沙
李永波　李媛媛　廖再波　刘定春
刘晓琴　刘　秀　吕　娟　罗春蓉
毛　琪　梅可乐　蒙张敏　任　静
阮顺莉　孙红梅　谭丽娟　王海燕
王　英　王苑蓉　吴　驭　谢冬梅
谢灵灵　谢蜀琰　徐　蕾　徐　凌
许　丽　杨　蔚　杨　雪　杨子敬
余　姣　张　婷　张晓艳　赵栩曼
郑学玲　钟文逸　周柯妤　周小琴
邹彦婧

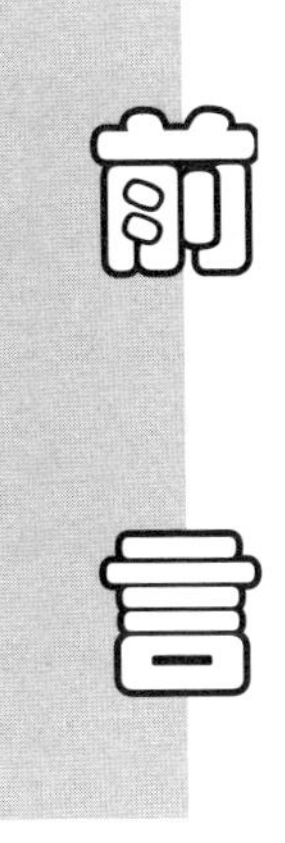

人口老龄化已成为当今世界一个突出的社会问题。我国人口老龄化程度较高，老年人口基数大、失能比例高。截至2019年年底，我国60岁及以上老年人口总数已达2.64亿，占全国人口的18.7%。预计到21世纪中叶，我国老年人口将超过4亿人，占全国总人口的1/4左右。

我国的人均预期寿命从2010年的74.83岁提高到2021年的78.2岁，但老年人健康状况不容乐观，超过1.8亿老年人患有慢性病，患有一种及一种以上慢性病的比例高达75%；我国老年人失能发生率为18.3%，失能、部分失能老年人的数量已超过4550万。这说明我国老年人患病比例高，患病时间早、带病时间长，生活质量还不是很高。

我国的养老模式仍以家庭养老为主，大部分老年人由子女或保姆照顾，只有在突发疾病或疾病加重时才到医院寻求专业帮助。由于不恰当的照顾方式，老年人病情加重或意外事件时有发生，如烫伤、误食、走失等。本书旨在帮助照护者正确理解老年人的生理及心理变化，帮助老年人改善营养状况，指导老年人进行体育锻炼，做好慢性病管理，促进精神健康，注意安全用药以及家庭照护，提高健康水平，改善生活质量。

《老年照护者手册（第二版）》在原版基础上进行了修订，从老年人的生理及心理特点、与老年人相处技巧、老年人的日常生活照护、老年人的安全问题、老年人常见健康问题及其照护、照护者六个方面为读者提供照护知识。本书作者均为从事老年护理工作的临床和教学人员，根据各自的专长编写相应章节，语言浅显易懂，旨在帮助读者解决日常照护中遇到的一些问题，为有需要人群的身心健康提供帮助和支持。

董碧蓉

2022 年 7 月

目　录

第一章　老年人的生理及心理特点

第一节　老年人的生理特点

【典型案例】

李爷爷，80 岁，独居，子女在外地工作，一年只回来几次。最近一次儿女们发现，老父亲总是忘东忘西，前几分钟放的手表转眼就不记得放哪儿了；听力也不行了，要凑近耳边慢慢说才能听清楚；背也开始驼了。儿女们纷纷表示要常回家看看。

【照护问题】

步入老年后，人体有哪些生理上的变化？

随着全球人口平均寿命的延长和老龄化的加剧，2017 年世界卫生组织（WHO）对年龄阶段做了重新划分：60～74 岁的人为年轻老年人，75～89 岁的人为老老年人，90 岁及以上的人为长寿老年人。在我国，60 岁及 60 岁以上人群皆为老年人。步入老年后，人体会发生相应的变化，如内在的生理代谢、器官功能都会有所改变，外观形态的变化更加突出。

一、老年人外观形态的变化

（一）头发

头发变白是老年人的一大特征。少数人未步入老年期就出现白发，70 岁以后绝大部分人都会有白发，发丝变细，头发稀疏。一些老年人还会出现秃顶的现象。

（二）皮肤

老年人的皮肤变得粗糙，弹性减弱，皱纹增加，易出现色素沉淀，形成老年斑、老年疣等。

（三）身高

随着年龄增加，椎体骨密度逐渐减少，导致脊椎椎体压缩变形，身高平均降低 3～6cm，严重者驼背。

（四）体重

由于老年人细胞萎缩及水分减少等，人体各器官重量和体重减轻。但是，也有部分老年人体重会逐渐增加，其中脂肪代谢功能减退是致使脂肪沉积的主要原因之一，更年期女性在内分泌功能减退后更为显著。

（五）眼

由于脂肪组织的缺失，老年人的眼睛多呈凹陷状，眼睑下垂，瞳孔直径缩小，反应变慢。

（六）口腔

由于毛细血管血流减少，老年人的口腔黏膜及牙龈逐渐苍白；牙齿逐渐发黄、变黑及不透明，牙齿缺失。

（七）肌肉

老年人肌肉量减少，肌张力下降，肌肉松弛。

（八）脊柱

老年人肌张力下降，腰脊变平，导致颈部脊柱和头部前倾。

二、老年人生理功能的变化

老年人抵抗力下降，易感冒，易出现视力和听力下降、失眠、牙齿脱落、营养不良、慢性疼痛、便秘、尿失禁、排尿困难等问题，并且容易发生跌倒、走失、烫伤等意外，严重影响老年人的日常生活。重视预防并积极纠正这些问题可减少痴呆、跌倒、谵妄等问题的发生，提高老年人的生活质量，促进老年人的身心健康。

（一）心血管系统

随着年龄的增长，老年人的心脏收缩能力逐渐减弱，心率减慢，心脏每次搏动排出的血量也日渐减少，导致输送到各器官的血流量减少，影响各器官功能的发挥。

我们的血管就像水泵的输送管，步入老年后，血管壁弹性降低，硬化逐渐加重，机体主要器官（心、脑、肾等）供血不足，导致相应功能障碍。例如，冠状动脉是为心脏供血的动脉，其发生硬化致使供给心肌的血液不足时，就会引发冠心病。主要表现是心前区疼痛、心律失常或心肌梗死等。此外，动脉硬化还会引发高血压。

（二）呼吸系统

很多老年人有慢性呼吸系统疾病，如哮喘、慢性支气管炎、肺气肿等。另外，老年人的呼吸肌肌力下降，加上脊柱后凸、肋骨前突、胸腔筒状变形等，易导致呼吸咳嗽功能下降，咳痰无力，痰液阻塞气道，引发感染和呼吸不畅。

（三）消化系统

消化系统功能减退主要表现在口腔和胃肠的功能方面。

（1）牙齿：老年人牙龈萎缩，牙周组织老化，牙齿容易松动甚至脱落，造成咀嚼困难，影响食物消化。

（2）舌：老年人舌肌萎缩、体积减小，舌的运动能力减弱，食物在口腔中难以搅拌均匀。

（3）口腔：老年人唾液分泌减少，口腔黏膜干燥；味蕾的退化和唾液的减少使味觉减退，造成食欲下降，出现营养不良等状况。

（4）食管：老年人食管退化，食物在食管内的蠕动幅度减小，从而导致吞咽缓慢。

（5）胃：老年人消化酶分泌减少，导致消化能力减弱，易引起消化不良。此外，老年人还易患胃炎。

（6）小肠和结肠：肠道萎缩使老年人对食物的消化吸收功能减退、肠道蠕动减弱，易导致便秘发生。

（四）运动系统

（1）肌肉：随着年龄的增长，老年人肌肉弹性降低，收缩力减弱，容易疲劳，因而耐力减退，难以坚持长时间的运动。

（2）骨骼：老年人骨骼中的有机物减少，无机盐增加，致使骨的弹性和韧性降低，因此骨质疏松在老年人中较为多见，且老年人容易骨折。

（3）关节：老年人关节软骨退化、滑液分泌较少，关节的活动度也有所下降，活动范围受限，易导致骨质增生、关节炎等疾病；椎间盘退行性改变使脊柱后凸，步幅变小，使步行速度减慢。

（五）内分泌系统

老年人内分泌器官的重量随年龄的增长而降低。另外，内分泌腺体发生组织结构上的改变，尤其是肾上腺、甲状腺、性腺、胰岛等发生变化，导致一些激素分泌减少，从而引起不同程度的内分泌功能紊乱。例如，胰岛发生变化使胰岛素分泌减少，增加了罹患糖尿病的风险。

（六）神经系统

神经系统的变化主要包括大脑和神经功能变化。步入老年后，人的大脑逐渐萎缩，脑重量减轻，脑细胞数量减少20％～50％。老年人易患脑动脉硬化，导致脑血流量减少。另外，老年人神经传导功能下降，对刺激的反应时间延长，大多数老年人感觉减退、迟钝甚至消失。这些改变意味着老年人的脑力劳动能力减弱，只能从事节律较慢、负荷较轻的工作。由于中枢神经功能衰退，老年人变得容易疲劳、睡眠质量欠佳、睡眠时间减少。此外，基于神经功能失调出现的智力衰退还易引发老年性痴呆。

（七）感觉系统

（1）视觉：老年人均会出现不同程度的视力障碍，比较常见的是远视（即老花眼），还会出现视野狭窄、对光亮度的辨别力下降以及老年性白内障等。

（2）听觉：老年人易表现出生理性的听力减退乃至耳聋。

（3）味觉：老年人味觉迟钝，常有饮食无味之感。

（4）嗅觉：老年人鼻黏膜上的嗅觉感受细胞逐渐衰退，嗅觉变得不灵敏；鼻腔对冷空气的加热能力减弱，因此容易对冷空气过敏或患上伤风感冒。

（5）皮肤感觉：包括触觉、温度觉和痛觉。由于皮肤内的细胞退化，老年人的触觉和温度觉减退，容易造成烫伤或冻伤。另外，老年人的痛觉也会变得相对迟钝，以致难以及时躲避伤害性刺激。

（6）其他：老年人维持身体平衡的器官也出现功能减退，容易因失去平衡或姿势不协调而跌倒，从而造成意外伤害。

以上变化都标志着老年人各个器官系统的老化，各种感觉能力和器官功能的衰退。他们身体虚弱，对外界各种刺激的感受性较弱、反应迟钝，是需要特别关爱和照护的一个群体。

第二节　老年人的心理特点

【典型案例】

刘爷爷，68岁，身体健康，耳聪目明，精神矍铄，退休前领导着一个近千人的大厂子，上上下下没有一个人不服他，不敬他。但退休后，刘爷爷觉得整天无所事事，让他不能接受的是，很多人看见自己连招呼都不打，这让他精神头少了很多，经常足不出户。最近，刘爷爷的举止越来越奇怪，情绪很低落，动不动就大发脾气。

【照护问题】

1. 老年人常常出现哪些心理上的改变？
2. 老年人有哪些心理需求？

一、老年人的心理改变

（一）情绪多变

很多老年人情绪不稳定，自控能力差，经常被负面情绪影响，有的易怒，动不动便大发雷霆；有的易哭泣，经常产生抑郁、焦虑、孤独、自闭和对死亡的恐惧等心理；有的对外界的人和事漠不关心，不易被环境激发热情，还经常出现消极言语和行为。我们有时会听见一些老年人发出这样的感慨："我已经老了，不中用了啊！"老年期是人生旅途的最后一个阶段，也是人生的“丧失期”，如丧失工作、丧失权力和地位、丧失亲人、丧失健康等。老年人性情的改变，拉大了他们与后辈、与现实生活之间的距离。有的老年人社会适应能力降低，趋向保守，固执己见，不愿意接受新事物、新思想，经常以自我为中心，很难正确认识和适应生活现状；还有一些人会变成“老顽童”。

（二）喜安静、惧孤独

多数老年人不喜嘈杂、喧闹的环境，愿意在安静、清闲的环境中生活、工作和学习。在家庭中，不少老年人既愿意享受儿孙绕膝之乐，又对持续喧闹的环境感到心烦意乱。有些老年人当离开他们为之奋斗一生的工作岗位时，往往若有所失，产生孤独、寂寞之感。寂寞易使老年人处于孤独无援的境地，很容易产生一种“被遗弃感”，继而对自身存在的价值表示怀疑，甚至抑郁、绝望。

（三）渴望健康长寿

老年人一旦生了病则希望尽快痊愈，不留后遗症，不给后辈增加负担；渴望健康长寿，能看到自己的愿望实现。

（四）空虚无聊

空虚无聊心理多见于退休不久或对退休缺乏足够思想准备的老年人。他们会感到时间过得很慢。伴随空虚无聊出现的往往是情绪低沉或烦躁不安。这种情况如果长期持续下去，不但会加速衰老，还会对老年人的身心健康造成很大的威胁，部分老年人还会产生自杀的念头。

（五）担忧、絮叨

很多人到了一定的岁数之后，就会变得怀旧、表达欲望强烈，有时很固执，这是老年人过度担心的表现。

二、老年人的心理需求

人们总是在想方设法地满足自己的需求，心理需求是人类生理需求和社会需求的反映，也是个体活动和行为的动力。所以只有了解老年人的心理需求，才能满足其真实需要，促进其身心健康。

（一）安全的需求

“老有所养”是老年人晚年幸福的基础。对老年人来说，安全感主要来自子女、社会的关心和照护，以及家庭和睦、社会稳定。另外，身体健康状况、财产情况、心理健康状况等，也是关乎老年人内心安全感的关键因素。

（二）情感的需求

有些人说：“人老了只要衣食无忧就可以了。”其实这是一种错误的观点，老年人除了有衣食住行方面的需求，还有情感方面的需求。他们和年轻人一样，也需要爱情、亲情和友情等。照护者应适当满足老年人的情感需求，如对于丧偶老年人，子女要尊重其需求。

（三）独立的需求

很多人都认为人到老年依赖感会增强。而事实是，当代很多老年人并不愿意依靠子女，相反他们更愿意独立生活。

（四）自我实现的需求

许多老年人在退休后，积极地去寻找并发展自己的第二职业，或者奉献于公益事业，或者专注于自己因工作而被搁置的业余爱好，充分挖掘自己的潜能，发挥自己的特长和优势，充分享受退休后的生活。有些老年人感到空虚寂寞也是其自身价值不能实现的一种体现，老年人有着较强的自我实现需求。

三、老年人的心理活动类型

老年人的心理活动主要有以下几类：

（一）乐观积极型

这类老年人性格开朗、心情愉快、热爱生活，积极参与各种活动，做一些力所能及的事，充满活力。

（二）知足常乐型

这类老年人能理智地接纳和适应离退休后的变化，坦然且合理地处理生活中遇到的各种问题，对生活知足常乐，并能主动搞好人际关系。

（三）关注健康型

这类老年人特别关注自己的健康，唯恐年老体弱多病。有的人确实患病，但极易夸大自己的病情；有的则是基本无病，却千方百计找出自己的“病”。

（四）解脱型

这类老年人性格内向，离退休后社交更是有所减少。他们能平静应对生活中的各种问题，不轻易寻求他人帮助，易产生抑郁心理。

（五）寻求支持型

这类老年人依赖性强，需要别人在情感上支持他们，在生活上帮助他们，以满足自己情感上的需求。一旦这种需求得不到满足，他们就会认为别人瞧不起自己或不愿意帮助自己，从而出现沮丧情绪。

（六）坚持工作型

这类老年人多是一些在青壮年时期胸怀大志，但是壮志未酬的人。他们常用忙碌的行为和更加努力的工作来证明自己还有能力。

（七）冷淡型

这类老年人多认为生活很苦，而自己对现状又无能为力。他们多内心痛苦，常以回忆过往为乐。他们有时给人的印象有些冷漠无情，其实这是一种无可奈何的表现。

（八）自责型

这类老年人可能在回顾自己一生后，发现一些目标没有达到。他们把这些失败都归因于自己无能，因而常常自责，甚至有自我犯罪感。这类老年人极易自卑，常常自怨自艾、沮丧和心灰意冷。

（九）愤怒型

这类老年人往往比较多疑，把自己看作环境的牺牲者，似乎谁都和他过不去，感到生活毫无乐趣。如回顾往事时，会把失败原因归咎于客观因素，把怨恨发泄在别人身上。他们的人际关系通常很差。

四、老年人心理问题的解决措施

（1）让老年人感受到家庭的温暖和朋友的关怀，有利于缓解老年人多疑问题。

（2）鼓励老年人多参加感兴趣的群体活动，丰富其精神生活，帮助其走出个人狭小的心理天地。

（3）要用包容的心态来看待老年人的各种多疑行为。

（4）要细心地感受老年人的情绪，耐心倾听，疏导不良情绪，消除疑虑，使老年人接纳自己和他人。

（5）多给老年人支持、鼓励，对于性格内向的老年人，应鼓励其与他人交流，使其不良情绪得以宣泄，增强信心。

（6）照护老年人的日常生活起居，使其作息规律。注意气候变化，积极预防相关疾病的发生。

（7）鼓励老年人积极参加户外活动，在大自然中忘却烦恼，调整心态。

（8）通过宣传教育让老年人充分认识到，焦虑是一种常见的心理疾病，鼓励老年人正视它的存在，做到早发现、早干预。

了解老年人的生理、心理变化，有助于照护者体会老年人的不易，知道老年人爱发脾气是老化所致，并非针对某个人。照护者应关注老年人的生理和心理变化，尽量为他们提供帮助，预防跌倒、走失等意外的发生，预防抑郁等心理疾病。

（徐　凌　谢蜀琰　陈绍敏）

第二章　与老年人相处技巧

【典型案例】

陈爷爷，78岁，退休干部，初中文化，结婚60年，一直与老伴两人居住，感情十分深厚，5个子女均在外地。5个月前老伴因胃癌去世，之后陈爷爷总是容易忘记眼前的事，性情也发生了变化，不愿与人交流。子女为他请了保姆，但陈爷爷觉得保姆对自己态度不好，辞退了她。子女担心陈爷爷一人在家无人照顾、睹物思人，便将其送去了福利院。入住初期，因与陈爷爷同住的老年人有听力障碍，与陈爷爷作息不同，加上陌生的环境，导致陈爷爷无人倾诉，那段日子对陈爷爷来说很难熬。后来，陈爷爷换了房间，与另外两位老年人同住，虽说表面上关系相对融洽，但实际生活中还是有些许隐藏的矛盾与不适应。

【照护问题】

1. 如何使老年人晚年过得舒心？
2. 与老年人谈话时要注意什么？

一、与老年人相处的基本原则

与老年人相处的基本原则如下：

(1) 亲切胜于亲热。

(2) 态度胜于技巧。

(3) 多听胜于多说。

(4) 了解胜于判断。

(5) 同理胜于同情。

(6) 理喻胜于教训。

(7) 启发胜于代劳。

二、与老年人相处的注意事项

(一) 保证老年人的安全

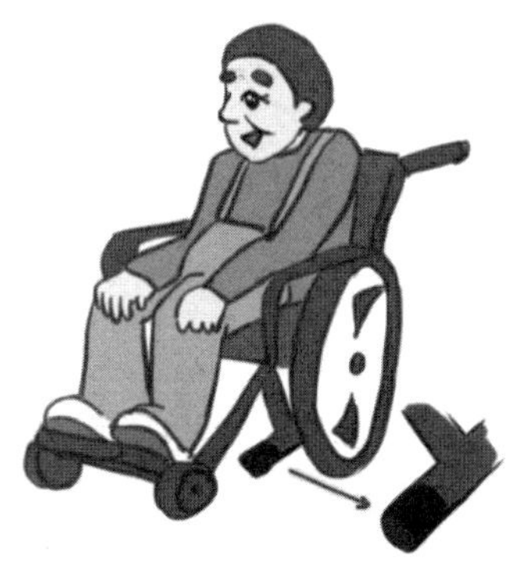

图 2－1 轮椅制动及坐姿

永远坚持安全第一。照护者在协助老年人活动时要掌握一些保证安全的技巧。例如：坐轮椅时，老年人坐上去前，一定要固定轮椅，防止轮椅活动导致坐空跌倒（图 2－1）；推轮椅时，动作缓慢，老年人的脚放在踏板上，双手放在大腿上，手肘不超出轮椅扶手的范围。

(二) 维护老年人的自尊

老年人记忆力大多数不好，但不愿别人说其记性差，要避免问："您还记得我吗？"可换成："我又来看您啦！"维护老年人的自尊。

（三）尊重老年人的习惯

在保证安全的前提下，尽量维持老年人的房间设置和物品摆放位置不变等，尊重老年人的习惯。

（四）了解老年人的饮食情况

要了解老年人的饮食情况，不要随便给老年人添加食物。例如，糖尿病患者要低糖饮食，肾病和高血压患者要控盐等（图 2－2）。

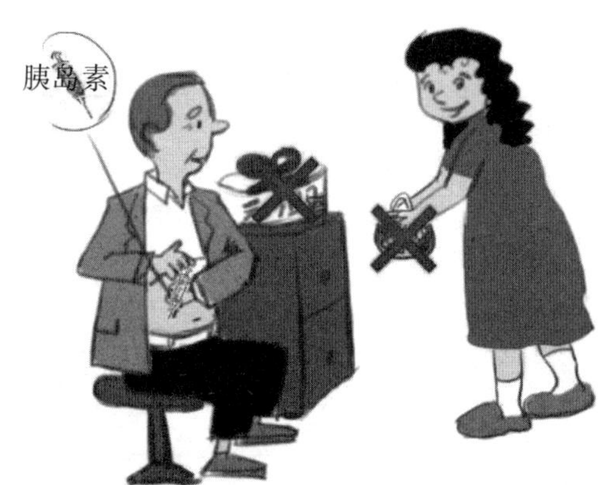

图 2－2　老年人饮食选择错误示例

（五）满足老年人的生活需要

时刻留意老年人的变化，如冷、热、咳、渴、如厕等，在他们有需要时及时给予帮助。

三、与老年人的沟通技巧

沟通是指运用语言、文字或一些特定的非语言行为（如面部表情、肢体动作等），把自己的想法、要求传递给对方。沟通分为语言沟通和非语言沟通。

（一）语言沟通

语言沟通是指以词语符号为载体来进行沟通，主要包括口语沟通、书面语沟通和电子沟通等。

在与老年人进行沟通之前，可先了解老年人的脾气、喜好，沟通时选择合适的话题，尤其是老年人喜爱的话题，如家乡、亲人、年轻时的事、电视节目等，避免提及老年人不喜欢的话题。说话时语速要慢些，语调适中，一边说一边观察老年人的表情和反应。在沟通过程中，真诚的赞美会使谈话的氛围更加活跃。要学会随机应变，万一沟通不顺利或老年人的情绪发生了变化，尽量不要劝说，先稳定其情绪，然后尽快转移话题。

（二）非语言沟通

非语言沟通主要是借助手部动作、面部表情、身体姿势等来进行沟通。

1. 触摸

触摸可表达对老年人的关爱和保护，但触摸沟通须遵循一定的原则。

（1）选择恰当的触摸部位（图 2－3）：最易被接受的触摸部位是手，其次是手臂、背部与肩膀；不适合触摸的部位是头部。

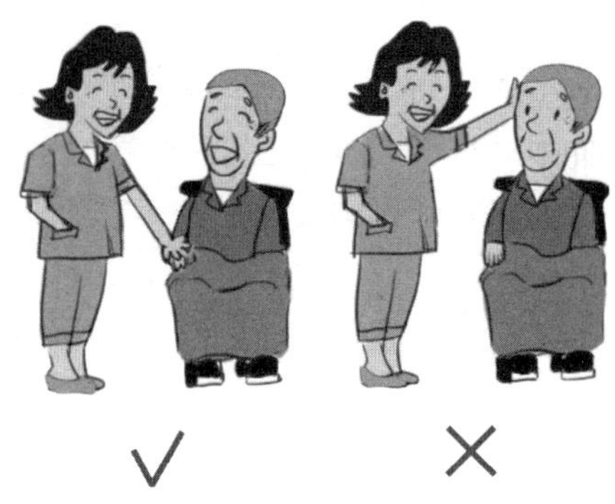

图 2－3　触摸老年人时身体部位的选择

（2）触摸应循序渐进：触摸时应密切观察老年人的面部表情、被触摸部位是松弛还是紧绷、身体姿势是接受的前倾还是退缩的后靠，以判断老年人是否愿意接受触摸。

（3）保护皮肤：触摸前要确定老年人有无不宜触摸的情况，如有无皮肤破损或伤口等。

（4）对老年人的触摸给予正确反馈：应适当地接受老年人抚摸我们的脸颊、头发或手臂等来表达谢意。

2. 身体姿势和动作

与老年人沟通时，要注意仪表和自身形象，面带微笑，礼貌待人。用一些能让老年人感到亲近的姿势和动作，缩短与老年人的距离，让老年人感到亲切，如挥手问好；主动搀扶老年人到沙发上坐下；把耳朵贴近老年人，认真倾听并给予回应；面朝老年人，蹲在其身旁倾听等。

3. 倾听

与老年人沟通时特别需要耐心倾听，要保持面部表情平和，不紧绷或皱眉，对老年人的话题表现出兴趣，必要时可夸大面部表情来表达担心、惊喜、欢乐、关怀等情绪。倾听时，还应该注意眼神交流，眼神是面部表情的核心，它反映了人的内心世界。运用眼神时要注意时间、角度、部位、方式、变化等。具体的倾听技巧有以下几点：

①集中精力，听清楚老年人谈话的背景、内容。

②保持与老年人的眼神交流，以了解老年人谈话的真正意图，站在对方的立场来探讨谈话的内容。

③学会聆听老年人的“弦外之音”，体会他们的感情；同时适当运用各种老年人能理解的动作与面部表情，如微笑、点头等，以表示自己的理解和感受。

④将自己的肢体处于恰当的位置，必要时可以把耳朵贴近老年人或适当俯身，以稍前倾的姿势贴近老年人。

⑤尊重老年人，耐心倾听，不急于做出判断，善于抓住重点，综合并概括听到的信息。

⑥适时获取信息，可以通过提问的方式获取信息，也可以根据对方回答的内容、态度、方式、情绪等获取信息。

四、与老年人沟通的注意事项

（一）创造沟通机会，激发交流兴致

（1）主动与老年人接触，可从打招呼、握手、日常问候开始。初次见面要自我介绍，谈些自己的事，待取得老年人信任后再展开其他的话题。

（2）为老年人创造与晚辈接触的机会，晚辈与老年人接触时要注意“多请教，少指教”，这也是发挥老有所为的重

要途径。

（3）为老年人创造与同龄人交流的机会，同龄人易于相互理解。应提供必要的交流空间，如露天休息亭、健身活动处、老年人俱乐部等，供老年人沟通与交流。

（二）知己知彼，适当调整自己和环境

（1）自我准备：

①要换位思考，体谅对方的处境，理解对方的苦衷，看到对方的长处，不要嫌弃老年人唠叨、啰嗦及健忘。

②可恰当运用微笑、赞美、幽默等技巧。但是，当老年人备受疾病折磨或极度痛苦时，应收敛笑容，给予关注的目光。对老年人的赞美要真诚得体，可对衣着服饰、特色专长等进行赞美。此外，幽默风趣可化解紧张，消除抵触情绪，拉近双方的距离。

（2）了解对方：了解老年人的身心状态和生活习惯，特别是作息时间、兴趣及忌讳。

（3）环境准备：提供安静舒适、通风良好、光线充足的环境，让双方都能清楚看到对方的脸，保持适当位置，距离1米内为宜。通常未经老年人允许，不要随便挪动或摆弄其居室的摆设及物品。

（张晓艳　古　红　赵栩曼）

第三章　老年人的日常生活照护

让老年人享受幸福快乐的每一天，是每一个家庭的愿望。然而，随着年龄的增加，老年人的自理能力逐渐下降，需要越来越多的关注。日常生活照护的质量与老年人的生活质量息息相关。最大限度地发挥老年人的功能，帮助老年人维持或恢复基本的生活能力，是日常生活照护的目标。

第一节　生活完全能自理老年人的日常生活照护

【典型案例】

王爷爷，68 岁，平时生活完全自理，每天上午都喜欢去菜市场买菜、散步，下午与朋友打麻将、接孙女放学、回家做饭等。半年前，王爷爷去菜市场买菜时不慎跌倒，导致股骨颈骨折，术后身体恢复比较好，吃饭、洗澡、做家务等完全能自理。但家人担心王爷爷再次发生意外，便请了保姆全程照顾，不让他做任何事情，甚至还限制他外出活动。渐渐地，王爷爷变得郁郁寡欢，觉得自己年龄大了，没什么用，一点小事情也要别人帮忙，给家人增添很多负担。

【照护问题】

1. 如何观察生活完全能自理老年人的生活习惯？

2. 生活完全能自理老年人的日常生活照护中需要注意的事项有哪些？

一、如何观察生活完全能自理老年人的生活习惯？

生活完全能自理老年人，虽然完全可以照顾自己的生活起居，但是由于年龄较大，各种器官功能衰退，照护者也不能掉以轻心。对于这种老年人，我们要鼓励他们完成自己力所能及的事情，同时也要仔细观察了解他们的生活习惯，尝试记录关键点。

（1）一般几点起床？睡午觉吗？晚上几点睡觉？

（2）喜欢穿什么样的衣服？

（3）习惯在一天的什么时间吃早饭、午饭和晚饭？

（4）喜欢什么样的饭菜？不喜欢什么样的饭菜？

（5）一天当中是否吃水果和零食？

（6）喜欢淋浴还是盆浴？一周洗几次？喜欢在一天中的什么时间洗澡？

（7）饮食量怎样，吃得多还是少？大便有问题吗？

（8）有喜欢看的电视节目吗？

（9）兴趣爱好是什么？

（10）喜欢谈论哪方面的事情？

了解老年人的生活习惯有助于及时发现老年人异常情况，寻找原因，避免发生意外。

二、生活完全能自理老年人的日常生活照护注意事项

（一）避免过度照护

由于衰老或疾病等，老年人在日常生活中很容易对照护者产生依赖心理，有些老年人甚至只是为了得到他人的关注而寻求照护。照护者需知道，包揽一切的照护方式于老年人而言有害无益。在老年人的日常生活照护中，应充分调动老年人的主动性，尽可能地发挥其功能，使其参与到家庭和社会生活中。

（二）保护老年人的安全

与容易依赖照护者的老年群体不同，有些老年人有不愿麻烦他人、不服老的心态。这种心理虽然有助于充分保证老年人的主观能动性，但有时又会出现“勉为其难”的局面，导致老年人的安全得不到有效的保障。照护者应多与老年人沟通，及时提供指导和帮助，使其正确认识自身的健康状况和能力，避免因“逞能”而发生意外。

（三）调整环境

有老年人的家庭应该注意去除妨碍老年人日常生活的因素。老年人生活环境的总体要求是“健康、安全、便利、整洁”。

老年人居住的地方应注意温度、湿度、采光、通风等，

保证安全和舒适，如北方地区冬天干燥，可用空气加湿器等设备来增加湿度。此外，由于老年人视听功能下降，应特别注意室内的采光和照明，尤其是老年人适应能力降低，夜间要保证走廊和厕所有适当的照明，在不妨碍睡眠的情况下可以安装地灯。老年人的房间要保持良好的通风，去除异味。居室内的陈设应尽量简单，对于有转角的家具应采用弧形设计或用泡沫等软物保护，避免老年人碰伤。而对于浴室、厕所、厨房等使用频率高且容易湿滑的地方，应使用防滑地砖等。

第二节　生活部分自理老年人的日常生活照护

【典型案例】

王爷爷，75 岁，1 年前因右侧股骨头坏死进行了股骨头置换术。经过康复锻炼，可以拄着拐杖行走，自己吃饭、刷牙、洗脸，以及看书、坐在轮椅上浇花；需要家属协助洗澡、穿裤子、如厕、上下楼等。家人觉得王爷爷比较娇气、小题大做，穿裤子、如厕这种明明可以自己想办法完成的小事都要家人帮忙，给家人增添负担，经常对其冷嘲热讽。从此王爷爷就经常自己如厕、穿裤子。1 周前，王爷爷夜间独自如厕时不慎跌倒，因骨折入院，家人对此非常内疚和后悔。

【照护问题】

1. 生活部分自理老年人的日常生活照护中有哪些注意事项？

2. 如何保证生活部分自理老年人的安全？

一、生活部分自理老年人的日常生活照护注意事项

生活能够部分自理的老年人，对于日常生活中一些简单的活动可以自行完成或是在帮助下完成，如进食、穿衣、洗漱等。因此，需要照护者来推动他们的活动。如果老年人需要照护，照护者务必用温和亲切的态度，千万不要让老年人觉得自己无能或是犯了错误，因为这种做法只会加重老年人内心的愧疚感和无力感，使其觉得自己是家人的累赘。照护者应该及时评估老年人的自理能力，特别关注老年人丧失及残存的功能，用老年人能够接受的方式给予适当的帮助，或是提供一些器械的帮助来补偿丧失的功能，引导其参与日常活动，并不断给予鼓励，切忌完全替代老年人完成。比如，对于牙齿不好的老年人，可以为其多提供软食；对于行走不便的老年人，可以为其提供拐杖或是轮椅等；洗脸时，可以帮助老年人拧干毛巾，而不是完全帮助其洗脸。

二、保证生活部分自理老年人的安全

对于生活部分自理老年人，照护的重点是保证其安全。由于这个阶段的老年人还存在部分自理能力，老年人本身和照护者都容易高估其自理状况，忽略防范工作，从而导致安

全事故的发生。例如，有的老年人独自如厕，结果返回过程中因体力不支而跌倒；有的老年人想自己倒开水，却因没有足够的手部力量去控制好水瓶而被烫伤。

对于生活部分自理老年人，照护者需协助补偿老年人缺失的功能，同时也要积极调动他们的主观能动性，尽量使其残留的功能发挥最大作用。这不仅有助于老年人功能的康复，同时也能维护老年人的自尊心，改善其生活质量。

第三节　生活完全不能自理老年人的日常生活照护

【典型案例】

杨爷爷，78岁，3年前患上老年性痴呆，近半年病情加重，大小便失禁，日常生活完全不能自理，不与任何人交流，经常白天睡觉，晚上烦躁、乱扔东西。家人非常痛苦，不知道该如何照护他。

【照护问题】

1. 如何安排生活完全不能自理老年人的日常生活？
2. 如何帮助生活完全不能自理老年人进行日常生活？

一、生活完全不能自理老年人的日常生活安排

完全丧失生活自理能力的老年人在日常生活中只能依赖他人照护。此时老年人每天的生活越简单越好，照护者要时刻关注老年人的安全和健康，随时准备提供帮助；同时要给

予一定的心理安慰，保证老年人的休息。

生活完全不能自理老年人的生活节奏和安排主要由照护者负责。照护者应该充分利用所了解和掌握的情况，为老年人制订每天的照护和活动计划，只有这样，才不用每时每刻都琢磨如何安排老年人的活动，才能帮助老年人保持有条不紊的日常生活，也可以让老年人更容易适应和配合，保证其生活质量。

以下是一天活动的范例，照护者可以根据自己所照护的老年人的具体情况，制订每天活动计划。

1. 上午

(1) 穿衣服，整理床铺。

(2) 刷牙、洗脸、梳妆打扮。

(3) 准备早餐，吃早餐，清洗碗筷。

(4) 闲聊或外出散步。

(5) 吃水果。

(6) 休息一下，拥有一段安静的时间。

2. 中午至下午

(1) 准备午餐，吃午餐，清洗碗筷。

(2) 午休。

(3) 看报读书。

(4) 听音乐。

(5) 散步。

3. 晚上

(1) 准备晚餐，吃晚餐，清洗碗筷，倒垃圾。

(2) 看电视，做按摩。

（3）洗澡或做个人卫生。

（4）整理床铺，睡觉。

接下来我们就从每天早晨穿衣服开始，介绍一些日常生活照护的经验。

二、帮助生活完全不能自理老年人穿衣

帮助老年人保持整洁的外表可以让其生活得更有尊严，下面介绍一些具体方法。

（1）尊重老年人对衣服的选择，可以事先选择好两套衣服供其选择。对于老年人，多选并不是一件容易的事情，尤其是痴呆老年人，二选一更容易一些。

（2）为老年人准备舒适、简单而且穿脱方便的衣服和鞋子。上衣最好是正面开衫（图 3－3－1）；裤腰最好用松紧带的，不要用皮带或其他材质的绳子（图 3－3－2）；鞋子要合脚、舒适、防滑（图 3－3－3）。

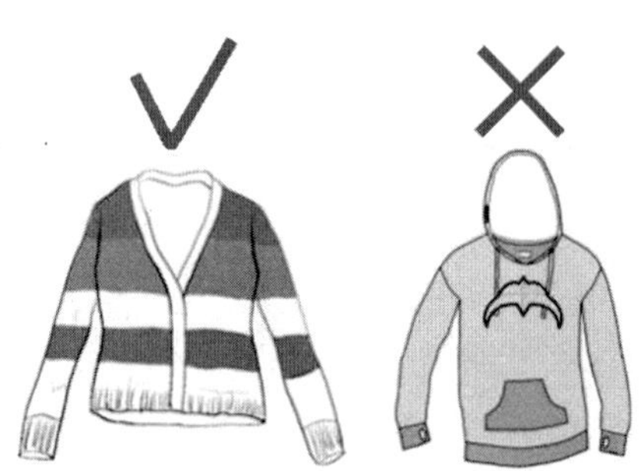

图 3－3－1　老年人上衣的选择

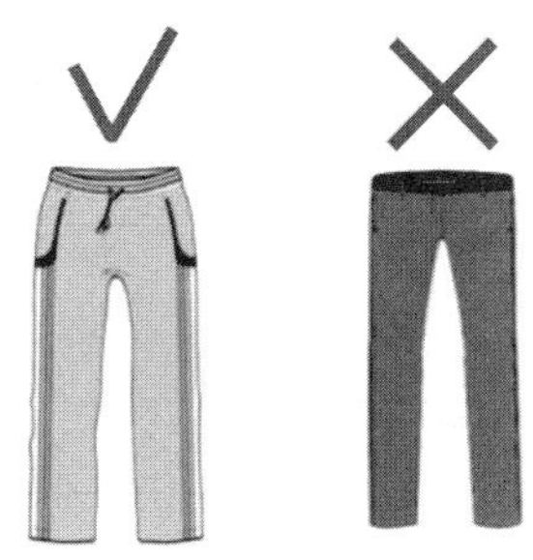

图 3－3－2 老年人裤子的选择

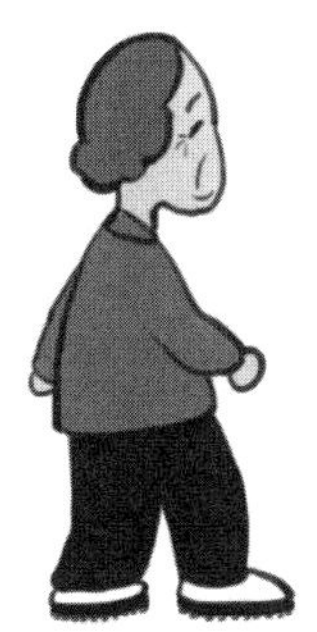

图 3－3－3 老年人穿防滑鞋

(3) 如果老年人喜欢反复穿同一件衣服，可以多买一件一样的或者差不多的，以便及时换洗。

(4) 穿衣服的时候，需要一些耐心，因为催促和抱怨都可能引起老年人的焦虑和挫败感。

(5) 只要老年人还能够自己穿衣服，哪怕只是系扣子，都要让他自己来，照护者所要做的就是在一旁协助。如果任何事都代替老年人做，会让其感觉自己没有用，且自理能力也会衰退得更快。

(6) 如果老年人自己想多穿一点，就尊重他的意见，只要确保其不会太热就行。

三、帮助生活完全不能自理老年人进行口腔保健

（1）帮助老年人早晚刷牙或清洗义齿，饭后漱口。

（2）在引导老年人刷牙的时候，可以将每一个步骤都分解开，并进行简单明白的指导。

（3）如果老年人没有其他严重的疾病而又必须进流食，那么可以在每天的食物中准备其可以咀嚼的东西，这样可以维持口腔和牙齿的功能。

（4）如果老年人不能配合刷牙，可使用医用海绵棒蘸取漱口液擦洗口腔。注意医用海绵棒不宜过湿，以防造成误吸及呛咳。擦洗时，医用海绵棒不能触及咽部，以免引起恶心。

四、帮助生活完全不能自理老年人梳妆打扮

（1）使用简单安全的梳理工具，如修甲锉比指甲剪安全、电动剃须刀比手动剃须刀安全且易于使用。

（2）使用老年人钟爱的护理用品，如牙膏、护肤品、洗浴用品等。

（3）发型简单易于打理，同时尊重老年人的喜好。如果老年人喜欢到理发店理发，可以陪其一起去；如果到理发店不方便，可以请理发师上门服务。

五、帮助生活完全不能自理老年人吃饭

（1）尽量在固定的时间和地点用餐，形成规律，养成习惯。

（2）创造一个安静的就餐环境，关掉电视、收音机等，避免干扰，使老年人可以集中注意力。

（3）餐桌的布置尽量简单，只放吃饭需要的餐具，不放花瓶、装饰品等（图 3－3－4）。

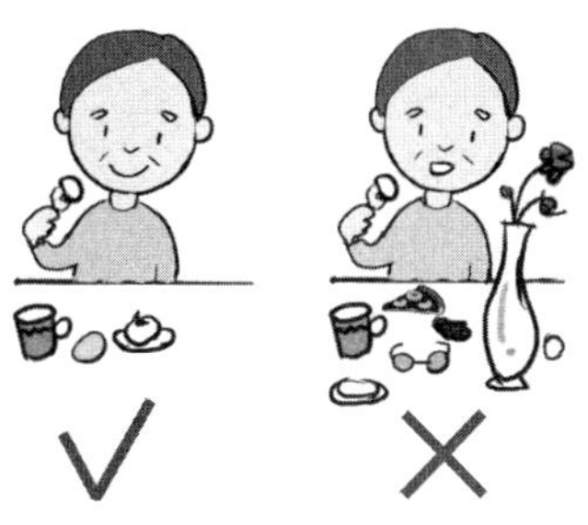

图 3－3－4　老年人的餐桌布置

（4）有的老年人不能判断食物或饮料太凉或是太烫，这个时候就需要照护者替他把好关，帮忙尝一下食物的温度是否适宜。

（5）食物的选择要灵活一些，不要太单一，尽量做到色香味俱全，荤素搭配，保证老年人的营养需求。

（6）避免给老年人吃整颗的坚果、爆米花等，防止被呛着或是噎着。

（7）陪老年人一起进餐，让吃饭成为一个愉快的活动。有人陪伴常常可以改善老年人的心情。

（8）留给老年人足够的吃饭时间，提醒其细嚼慢咽。

（9）如果老年人用不好筷子，可以换成勺子，或使用特殊的辅助餐具，如老年人握不稳勺柄，可选用粗柄勺，便于握持。总之要尽可能地发挥其自身能力，多鼓励，尽量让老年人能参与日常活动，满足其精神需要。

（10）吞咽障碍老年人的饮食照护，请参考第四章第二节“老年人噎呛和误吸的预防与管理”。

六、帮助生活完全不能自理老年人洗澡

（1）了解老年人的自身能力，包括平衡能力、视力、对水温的感知能力等，根据老年人的实际能力，提供其需要的帮助。

（2）在老年人洗澡过程中，陪伴非常重要，要加强与老年人沟通，给老年人选择的机会。比如，询问老年人愿意现在洗澡还是其他时候洗澡，是淋浴还是盆浴。

（3）创造一个安全的浴室环境，水温在 40℃左右为宜，时间控制在 10～15 分钟。

（4）在洗澡之前，先协助老年人补充水分（饮水），准备好洗澡要用的物品。

（5）淋浴必须坐在有扶手的沐浴椅上，地面尽可能放置防滑垫（图 3－3－5）。

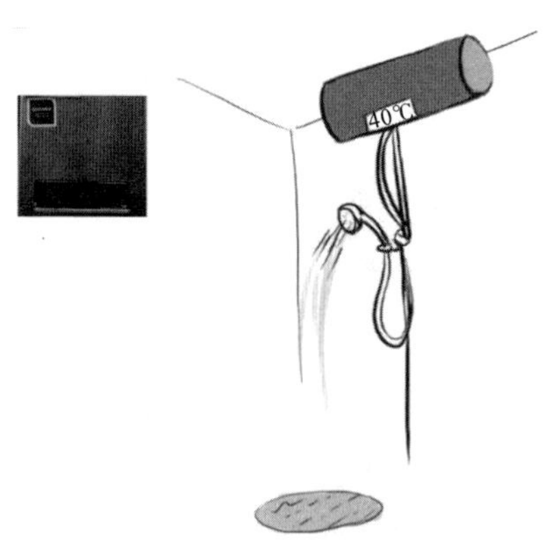

图 3－3－5　老年人洗澡时注意水温及防滑

（6）盆浴前，先用浴缸里的水浇一浇身体再下水或者是局部浸泡后再下水，切勿直接进浴缸；水位不宜超过胸口。

（7）保护老年人隐私，让其感觉舒适。

（王海燕　吕　娟　廖再波）

第四章 老年人的安全问题

第一节 老年人跌倒/坠床的预防与管理

【典型案例】

张爷爷，90 岁，老年性痴呆，神志恍惚，情绪不稳定，右侧肢体偏瘫，躁动。照护者张阿姨见张爷爷已安静入睡，怕张爷爷夜间坠床，除了拉好两边床挡，还特意给张爷爷双手双脚都用了保护性约束带。张阿姨确认了床挡的稳固性和约束带的松紧度合适，一切稳妥后，安心入睡。夜间，熟睡的张阿姨突然听见一声响，惊醒后见张爷爷跌落在地，情绪激动。

【照护问题】

1. 老年人发生跌倒/坠床的原因有哪些？
2. 在生活中如何预防老年人跌倒/坠床的发生？
3. 针对此类老年人，应该怎样照护？

一、什么是跌倒/坠床?

跌倒是一种不能自我控制的意外事件，指个体突发的、不自主的、非故意的体位改变，脚底以外的部位停留在地上或更低的地方，是我国 65 岁以上老年人伤害死亡的重要原因。坠床专指从床上掉落在地上的跌倒。

二、跌倒/坠床的影响有哪些?

（一）生理伤害

跌倒/坠床是导致老年人机体损伤的常见原因之一，轻者可造成皮肤破损、软组织损伤，重者可导致骨折、脑外伤等，受伤部位多集中在上下肢。

（二）心理伤害

跌倒/坠床会使老年人产生低落、急躁、忧虑、冷漠、自信心下降等消极情绪，特别是当跌倒/坠床发生在他人面前并且需要他人帮助时。跌倒/坠床后身体有损伤的老年人，自理能力会不同程度地下降，甚至完全丧失生活自理能力，严重影响其尊严和自信心。跌倒/坠床后即使未发生损伤，老年人也有可能出现害怕再次跌倒/坠床的恐惧心理，进而害怕活动和自我封闭。

（三）给家庭和社会带来的影响

跌倒/坠床导致的卧床加深了老年人对家庭的依赖，也给家庭和社会在经济、人力和医疗资源等方面带来了一定的负担。

三、跌倒/坠床的高危人群有哪些？

（1）年龄大于65岁者。

（2）认知功能障碍者。

（3）理解能力与表达能力差者。

（4）肌力下降，步态与平衡能力异常，行走需要搀扶或使用助行器者。

（5）有头晕、眩晕者。

（6）有各类疾病的老年人，如循环系统疾病（高血压、低血压、心律不齐等），内分泌系统疾病（糖尿病），视觉—认知系统疾病（视力下降、白内障、焦虑、抑郁等），神经系统疾病（周围神经病变、帕金森病），骨骼肌肉系统疾病（风湿性关节炎、骨折、脱臼等）。

（7）服用特殊药物的老年人，如心血管类药物（降压药物、扩血管药物、利尿剂等）、精神类药物（抗焦虑抑郁药物、镇静药物、抗惊厥药物等），以及降糖药物、抗帕金森病药物等。服用多种药物的老年人也易发生跌倒/坠床。

（8）大小便失禁或尿频的老年人。

（9）有跌倒/坠床史的老年人。

（10）穿着不当的老年人，如未穿防滑鞋、衣服和裤子过长等（图4-1-1）。

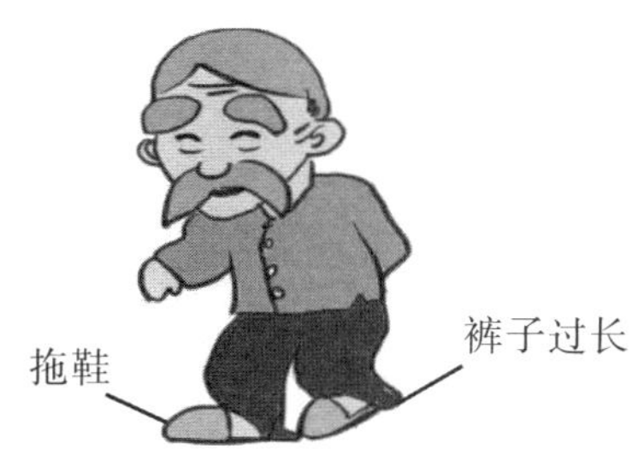

图 4－1－1 穿着不当

（11）不适劳作者，如搬或提过重物品，取放过高、过低处物品，爬高擦玻璃等（图 4－1－2）。

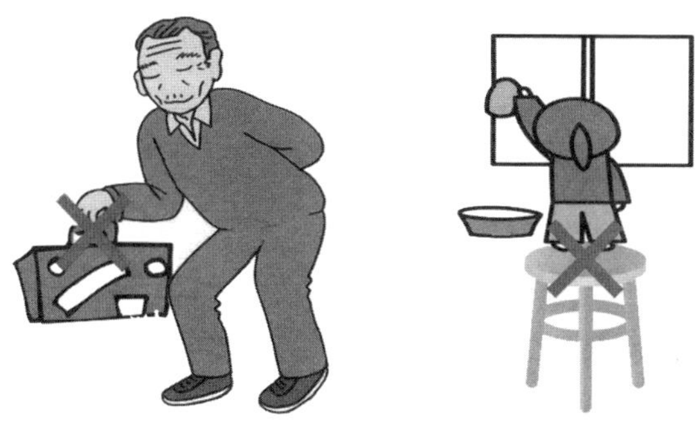

图 4－1－2 不适的劳作（搬运重物、爬高）

（12）对自身状况认识不足、固执、有不服老心态的老年人，自理能力下降但拒绝他人帮助或拒绝使用辅助器具（如眼镜、助行器等）的老年人。

（13）内心害怕跌倒的老年人。焦虑情绪会淡化老年人对自身、环境的注意力，增加跌倒/坠床的风险。

四、哪些环境因素易引起跌倒/坠床？

（1）设施不合理：椅子过低或不稳固，床的高度、宽度及软硬度不合适，楼梯或卫生间未安置扶手，卫生间湿滑，通道有障碍物，房间电灯开关位置不合理，光线过强或过暗等（图 4－1－3）。

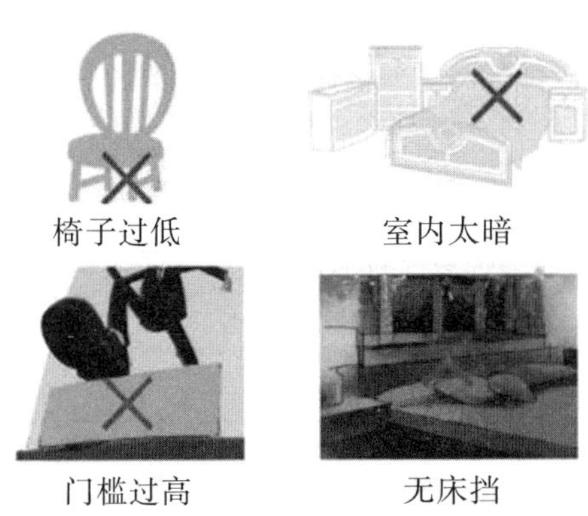

图 4－1－3　容易引起跌倒/坠床的设施因素

（2）物品放置不合理，拿取不方便，如水杯、电话、呼叫器等未摆放在随手可取的地方。

（3）室内地面不平整、地板潮湿或有水渍，无防滑垫，地面有杂物等（图 4－1－4）。

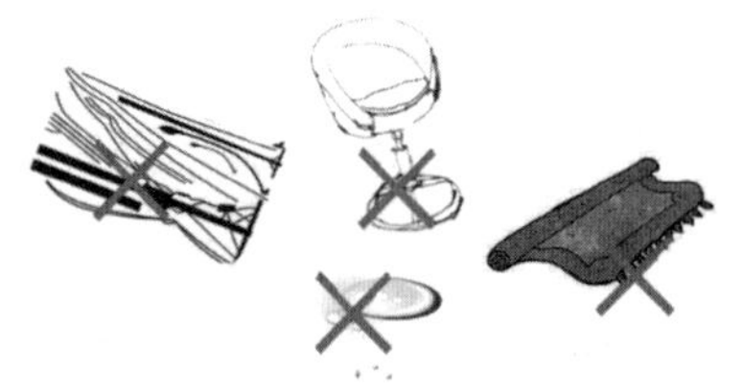

图 4－1－4　室内地面不平整、有杂物、潮湿

（4）车辆惊吓或突然加速/减速。

（5）居住环境改变：如频繁搬家、住院，进入陌生的环境。

五、老年人日常生活中跌倒/坠床的预防措施主要有哪些?

(1) 定期体检:评估跌倒/坠床风险,分析可能使老年人发生跌倒/坠床的危险因素和发病的前驱症状,掌握发病规律,积极防治可能诱发跌倒/坠床的疾病(骨质疏松、肌少症、高血压、低血压等),提高个人整体健康水平。建议每半年至1年进行1次健康体检。

(2) 养成健康的生活方式,如均衡膳食、规律作息、适当锻炼(散步、打太极拳、慢跑),维持良好的人际交往等。

(3) 衣服、裤子合身,最好坐着穿脱鞋、裤、袜(图4-1-5)。

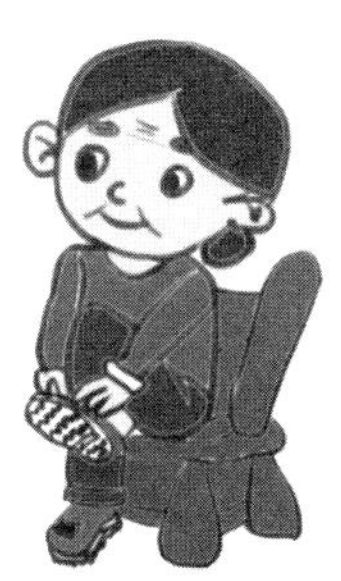

图4-1-5 坐着穿脱鞋袜

(4) 注意活动和改变体位的安全。

①尽量不去路面不平、照明不足、拥挤、湿滑的户外环境;不在他人看不到的地方独自活动;乘坐交通工具一定要等停稳后再上下。

②避免从事危险性劳动和重体力劳动,以免过度劳累,

改变体位时要注意预留一定的缓冲时间。改变体位后一般要先休息 1～2 分钟。

③遵守“起床三步曲”，即起床时先平卧 30 秒，然后在床边坐 30 秒，最后缓缓起身站 30 秒后再行走，避免因突然改变体位造成头晕等不适，尤其是夜间和晨起时（图 4－1－6）。

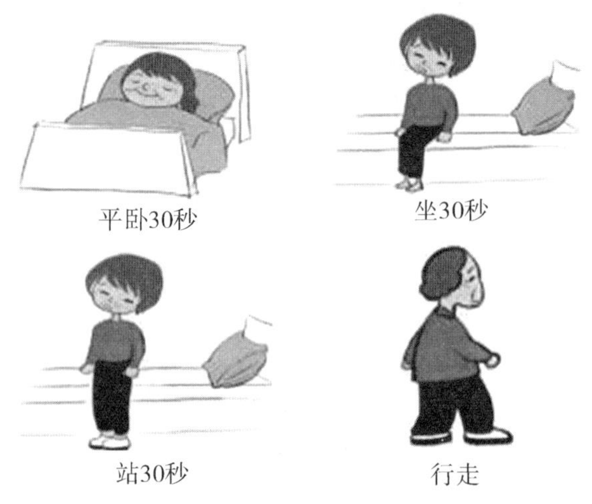

图 4－1－6　预防跌倒“起床三步曲”

④起床或活动时，若出现头晕、下肢无力、步态不稳和不能移动等情况，应立即原地坐下或躺下，并寻求他人帮助。

⑤必要时，选择适宜的辅助活动设备，如助行器、轮椅、助听器、老花镜等。

⑥行动不便、虚弱、无法照顾自己、视力下降的老年人，下床时需有人陪同并协助日常生活。有夜间如厕习惯的老年人，尽量在床旁为其准备尿壶。

⑦洗澡时间最好不超过 15 分钟，浴室门不反锁，备防

滑小板凳，坐着洗。

（5）环境安全且用物放置合理。

①尽量避免经常更换居住场所，如非要更换，应有一定的适应期，待熟悉环境以后再行更换。

②家具摆放及设施合理：如常用物品方便可取（水杯、电灯开关、电话、呼叫器等放于床边），椅子高低适宜，有扶手和靠背且稳定，光线适宜等（图 4－1－7）。

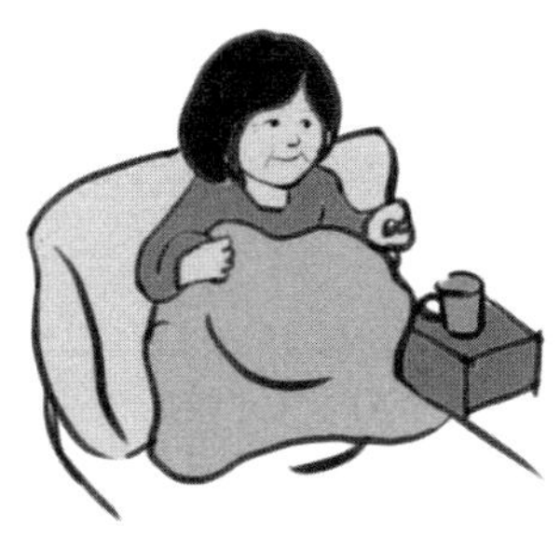

图 4－1－7　家具摆放及设施合理

③地面清洁、平整、无水渍、防滑，过道无杂物。

④楼梯、厕所、浴室安装扶手。

⑤确保床/轮椅的安全：确保床/轮椅稳固，如床/轮椅有脚轮，应使其处于制动状态；床的高矮应适合老年人上下；床应较宽，必要时可以加床挡或在床旁用椅子护挡；床垫不要太软，以免翻身时滑落坠床；老年人若躁动不安，可使用超低床或直接将床垫放在地上。

（6）心理支持：帮助老年人调整和控制情绪，对于其不良情绪，应给予耐心疏导和帮助，特别是对跌倒后的老年人，更应做好沟通和交流工作，缓解老年人的恐惧心理。

六、老年人发生跌倒/坠床时应怎样进行初步处理？

（1）发现老年人跌倒时不要急于扶起，要分情况处理。首先要判断周围环境是否安全，有无障碍物，地面是否湿滑，老年人是何状况等。如果环境中有煤气泄漏、明火等威胁安全的因素，应立即将老年人转移至安全环境。

（2）观察老年人跌倒/坠床后是否能独立或者扶住站起，有无意识丧失、骨折、头痛、头晕、心悸、胸痛、呼吸急促、肢体活动障碍、口齿不清、大小便失禁等状况。

（3）对呼吸、心搏骤停者，立即就地进行心肺复苏，并立即拨打120；外伤出血者，止血、包扎后立即送医，并将相关情况告知医护人员。

（4）了解老年人跌倒/坠床前有无先兆症状。

（5）告知医护人员老年人目前的用药情况及视力、听力状况等。

七、老年人跌倒/坠床后哪些情况下需要紧急就医？

若老年人跌倒/坠床后，诉说头痛、头晕、心悸、胸痛、局部疼痛、呼吸急促、身体虚弱、口齿不清、大小便失禁、意识改变、出血等，均应立即就诊。

八、预防老年人坠床的主要误区有哪些？

使用约束带防坠床。部分照护者认为有认知功能障碍的老年人，特别是痴呆、烦躁的老年人，用约束带可以预防坠床，故用约束带束缚老年人的肢体。实际上，不恰当的约束会加重老年人的烦躁，增加坠床风险。所以，对此类老年人，应该尽量减少约束带的使用，降低床的高度，或者将床垫放在地上，防止老年人坠床。

（余　姣　谭丽娟　陈　茜）

第二节　老年人噎呛和误吸的预防与管理

【典型案例】

张爷爷，83 岁，平日喜食黏性甜食。某天早晨，家人为他煮了一碗糯米汤圆，但由于他牙齿没剩几颗，吃起汤圆来不方便，与家人说笑时，一不小心整个汤圆滑入了他的喉咙。几分钟后，张爷爷表情痛苦，频繁咳嗽，说不出话来。家人见状，急忙拨打了 120 急救电话。

【照护问题】

1. 老年人突发噎呛和误吸的原因有哪些？
2. 在生活中如何预防噎呛的发生？
3. 针对此类老年人，我们应该怎样照护？

一、什么是噎呛？

噎呛是指在进食过程中因吞咽困难或未经充分咀嚼便咽下，导致食物不能下咽而阻塞咽喉部，或卡在食管的某一狭窄处，甚至误入气管而引起呛咳、呼吸困难、窒息等，又称“噎食”。民间常说的“噎呛”主要指大块食物致气道阻塞，从而引起呼吸困难、面色发绀、双手乱抓或抽搐、意识丧失等症状。

二、什么是误吸？

误吸是指食物、水、口咽分泌物或反流的胃内容物，进入喉前庭，并越过声门水平，进入声门下、气管内的现象，常引发肺部感染。

三、引起噎呛和误吸的主要因素有哪些？

（一）年龄

随着年龄的增长，老年人的口腔、咽、喉及食管等多部位组织发生退行性改变，如牙齿残缺或脱落，咀嚼功能、咽反射功能下降，食管狭窄，防止异物进入气道的反射性动作减弱，从而易发生噎呛和误吸。

（二）疾病

患有脑血管疾病和老年性痴呆的老年人噎呛和误吸发生率较高，与其不同程度的自理能力缺失和吞咽障碍有关；其中慢性阻塞性肺疾病者多因呼吸不畅、痰多、咳嗽、体质虚弱，易发生噎呛。

（三）饮食

尽量给有吞咽障碍的老年人喂食稀薄液体。干硬、黏稠性较大的食物，如汤圆、年糕、糖果、果冻等，容易卡在喉咙处，发生噎呛或误吸。

（四）进食时机

老年人边进食边讲话、进食时注意力分散或情绪波动，易引起食管痉挛，咽反射迟钝，吞咽动作不协调，容易造成噎呛和误吸。

（五）鼻饲

鼻饲老年人发生噎呛主要是由于鼻饲速度过快、输注营养液过多、体位不当等，尤其是老年人鼻饲时和鼻饲后处于平卧位或床头过低，鼻饲后短时间内接受吸痰等操作时，易造成胃内容物反流引起误吸和噎呛。

（六）意识障碍

意识障碍与噎呛有明显的相关性。存在意识障碍的老年人发生噎呛常与张口反射下降、咳嗽反射减弱、胃排空延迟、体位调节能力丧失以及咽喉部分泌物及胃内容物反流有关。精神障碍老年人常常受幻觉妄想支配，行为紊乱，暴饮暴食、抢食或狼吞虎咽，易造成食物误入气道。

（七）照护

生活不能自理的老年人住院后需要照护者协助进食。但一般照护者的受教育程度有限，对预防噎呛/误吸的知识掌握不足，加上此类老年人自我防护能力较差，因此发生噎呛/误吸的风险增加。

四、噎呛和误吸的不良影响有哪些?

噎呛和误吸可导致老年人出现营养不良、吸入性肺炎、气道梗阻、肺脓肿、呼吸衰竭、窒息，甚至可能引起死亡。噎呛和误吸致死可发生在任何年龄阶段，但多数为老年人。噎呛和误吸是导致终末期疾病，尤其是神经退行性疾病老年人死亡的重要原因之一，严重影响老年人的健康。

五、噎呛和误吸的高危人群主要有哪些?

（1）牙齿残缺、咀嚼能力下降、咽喉部感觉减退者。

（2）意识障碍或警觉性下降者。

（3）脑卒中、痴呆、谵妄和帕金森病者。

（4）患有食管病变的老年人，如食管癌、食管裂孔疝、食管狭窄或反流性食管炎等。

（5）不能端坐和吞咽困难者。

（6）安置胃管或气道切开者。

（7）睡眠障碍、视力下降等导致注意力下降者。

六、如何识别老年人是否存在噎呛和误吸的风险?

可以通过误吸风险评估表测评老年人的误吸风险，10项中有任何1项的答案为“是”，均应到医院做进一步筛查。

误吸风险评估表10项内容如下：

（1）您进食时是否有食物误入气管或鼻腔?

（2）您进食时是否会有时出现浑浊的嗓音或湿声音改变?

（3）您进食的愉悦感是否比过去减少？

（4）您是否有时难以一口吞下口中的食物？

（5）您有时是否会感觉食物卡在喉咙处？

（6）您有反复的肺炎和其他呼吸系统疾病吗？

（7）您曾经出现体重下降吗（非减肥等原因）？

（8）您经常出现吞咽药物困难吗？

（9）您经常在进食固体食物或吞咽液体时阻塞或咳嗽吗？

（10）您存在某种食物或液体吞咽困难吗？

七、老年人日常生活中噎呛和误吸的预防措施有哪些？

（一）进食照护

老年人必须在清醒的情况下进食，不能给半睡半醒或昏睡的老年人喂食。老年人进餐前要准备辅助设备以方便进食。

1. 进食前准备

（1）保证进食环境安静、舒适，无不良刺激。

（2）协助老年人如厕、洗手、清洁口腔。

（3）喂食前可用冰冷的棉棒轻轻刺激老年人的软腭、腭弓和舌根后壁。

（4）对鼻饲者应做好胃管的评估工作：每次鼻饲前检查胃管外露刻度有无变化，管道是否盘在口中，胃管是否在胃内（回抽有无胃液；鼻饲管端口放入水中，若有气泡说明管道进入气道，不可喂食）。检查胃内残留情况，回抽胃液，若有未消化食物，或胃内残留＞200 毫升，应推迟喂食。

2．餐具的选择

对可自行进食者，选用易于把持的筷子，柄长、柄粗、匙面小、边缘钝、不粘食物的汤匙，杯口不接触鼻部的水杯和广口平底瓷碗。对不能自行进食者，提供进食协助，包括喂食或鼻饲等。

3．食物的选择

（1）对偶有呛咳的老年人，应合理调整饮食种类，以细、碎、软为原则。

（2）食物宜少而精，软而易消化，保证足够的营养；避免辛辣、刺激性强的食物，如火锅、麻辣烫等。

（3）要兼顾食物的色、香、味，选择安全食物，避免硬质食物，如鱼刺、骨头等容易导致噎呛的食物。

（4）避免黏性较强的食物，如年糕、汤圆、果冻等。

（5）食物温度不宜过冷或过热，以 20～40℃为宜。

（6）不饮酒。

（7）对脑卒中后有吞咽障碍的老年人，可喂食碎肉粥、汤面、馄饨、肉末、菜泥等。

（8）对鼻饲者，尽量选用专业的鼻饲液、配方制剂，自制浆膳（自行用料理机打碎制成的糊状食物）应过滤后食用。

4．进食过程中的注意事项

（1）体位：尽量坐位进食，清醒或可经口进食者进食时应取直立坐位或抬高床头 45°～60°或健侧侧卧 30°～60°。

（2）可交替喂食冷热食物，以刺激吞咽功能。

（3）食团放入位置：健侧舌的中后部或健侧颊部，有利于食物的吞咽，用匙勺向舌部施力增加感觉，以引起吞咽反射。

（4）一口量：从2～3毫升开始，逐步增加至适合老年人的一口量。对于吞咽功能较好的老年人，进食一口液体量控制在20毫升以内，牛奶5～7毫升，浓稠泥状或糊状食物3～5毫升，肉团1～3毫升。

（5）进食速度：确定上一口食物完全咽下后才进食下一口食物，每次进食吞咽后做2～3次空吞咽（即反复吞咽唾液）或饮水1～2毫升，以去除咽部残留的食物。提醒进食速度过快的老年人放慢速度，忌催促。

（6）进食时间：控制在45分钟以内，对于耐力不足的老年人，采取少量多餐。

（7）进食后应保持半卧位或抬高床头45°～60°，维持30～60分钟，以防止食物反流引起误吸。

（8）随时提醒：对于需要喂食的老年人，照护者喂食时用语言提示老年人张嘴、闭嘴、低头、吞；指着自己嘴唇，提醒老年人在吞咽过程中保持嘴唇闭合；使用下巴、头支撑器提醒老年人保持正确的身体姿势。

（9）老年人发生呛咳时宜暂停进餐，待呼吸完全平稳后再进食；若老年人呛咳频繁且严重，应停止本次进食，调整食物形态或进食方式。

（10）对于存在意识改变，如处于谵妄状态、意识模糊等的老年人，应避免经口进食，直至老年人意识状态得到改善。

（11）饮水时，应尽量加满水再喝，如果水不及半杯，老年人就会后仰饮水，增加误吸的风险（图 4－2－1）。

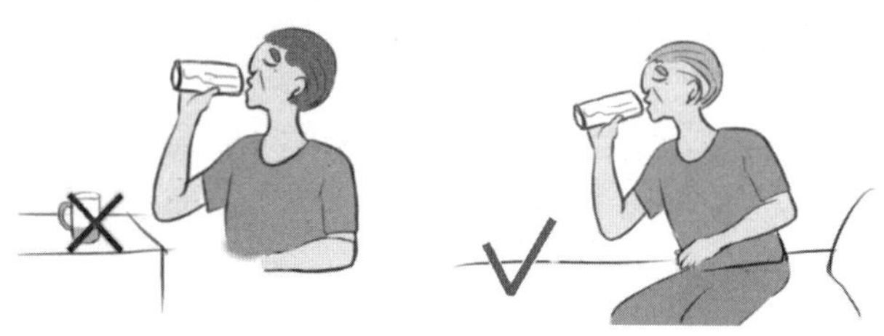

图 4－2－1　饮水方式

（二）口腔清洁

口腔分泌物进入气道引起感染是导致吸入性肺炎的原因之一，故应保证老年人的口腔清洁度。用含氟牙膏和软毛牙刷早晚刷牙，使用牙线清除口腔中特别是牙缝间的食物残渣；每次就餐后，用舌或口唇的运动清除在唇上或颊部的食物残渣；每天睡前、晨起、进餐后采用淡盐水漱口，减少口腔内的有害细菌；使用口腔护理液，采用擦拭和带负压式刷牙法保持口腔清洁；观察口腔有无黏膜充血、水肿、糜烂、脓性分泌物等情况。

（三）药物使用

尽量遵医嘱，减少使用可能影响吞咽功能的药物，目前已知约有 160 种药物将吞咽障碍列为潜在的不良反应。

（四）吞咽功能锻炼

有吞咽障碍的老年人可每次进餐前 30～60 分钟进行吞

咽功能训练（图 4－2－2）。

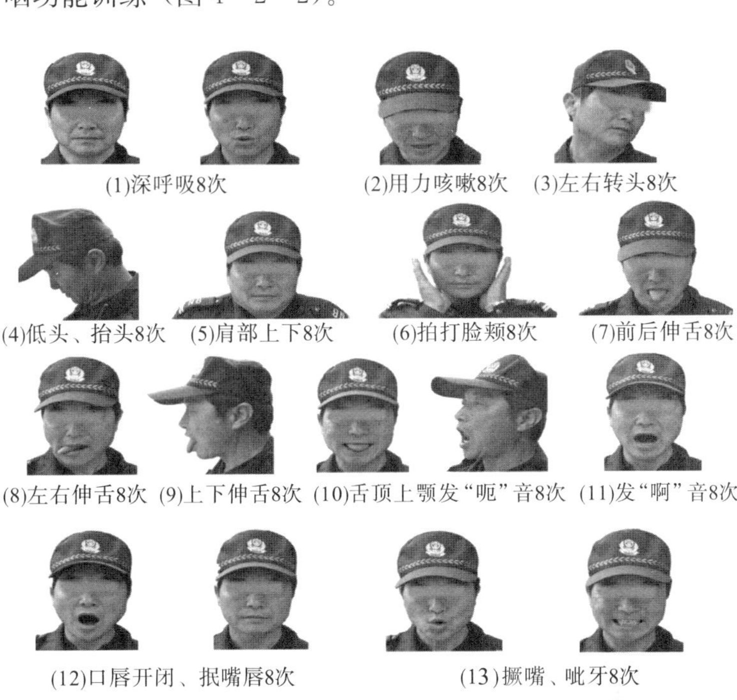

图 4－2－2　吞咽功能训练

（五）并发症监测

1. 监测误吸及吸入性肺炎

吸入性肺炎最常见的症状是咳嗽、气促、发热，严重可致呼吸困难、呼吸衰竭或神志不清等。对于有噎呛和误吸高风险的老年人，应随时观察其体温、呼吸有无异常，是否有烦躁不安或注意力不集中等情况，有无咳嗽，痰量及颜色；询问是否有气紧、呼吸困难等不适。如出现呼吸急促、心动过速、面色发绀和低血压，应及时拨打 120，或前往医院进行救治。

2. 监测营养不良

噎呛和误吸易导致老年人营养不良。营养摄入不足或比例失衡，不能满足老年人的正常生命活动需求，会对其生理和心理健康产生不良影响。照护者应定期给老年人测体重，体重下降时要及时就医，并根据营养测定结果进行个体化治疗和长期随访。

八、在日常生活中如何及时识别噎呛？

老年人发生噎呛的表现分为三期：

1. 早期表现

老年人在进食过程中突然表情痛苦、不能说话、呼吸不畅并且面色涨红或青紫，提示有食物聚集在口腔或咽喉处。

2. 中期表现

食物不小心堵在咽喉部或进入气管，老年人会出现胸闷和窒息的感觉，食物难以咳出，导致呼吸困难。老年人还会双手乱抓或手按住颈部、胸部，并且手指向口腔，以提示发生食物噎呛。

3. 晚期表现

食物已经进入气管，老年人呼吸极困难、大汗淋漓、面色苍白，严重时意识丧失，必须立即进行抢救，否则可能导致死亡。

九、老年人发生噎呛时应怎样进行初步处理?

由于噎呛和误吸而窒息致死往往发生在几分钟内，及时而有效的急救是抢救生命的关键。照护者应根据老年人噎呛和误吸的程度采取相应的有效急救措施。

(1) 当老年人出现呛咳时，若表现为欲说无声、满脸涨红，对于有意识的老年人可立即协助低头弯腰、身体前倾、下颌朝向前胸，鼓励用力咳出食物等异物（图4－2－3）。

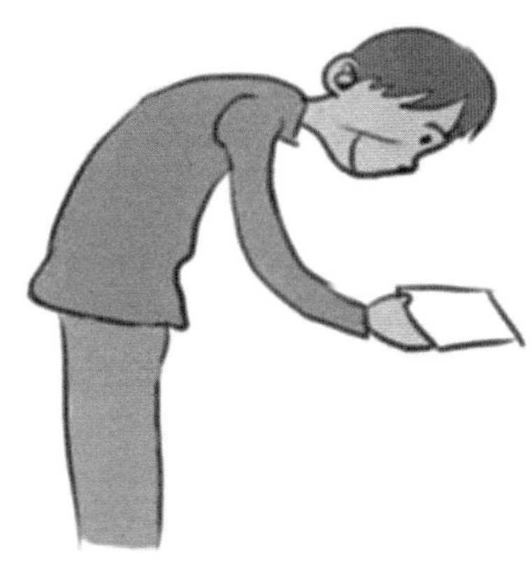

图4－2－3 噎呛后的自救方法

(2) 如果食物残渣卡在喉部危及呼吸时，照护者可以将看得见的食物抠出，让老年人低头弯腰，在其肩胛下缘快速连续拍击，使食物残渣排出（图4－2－4）。

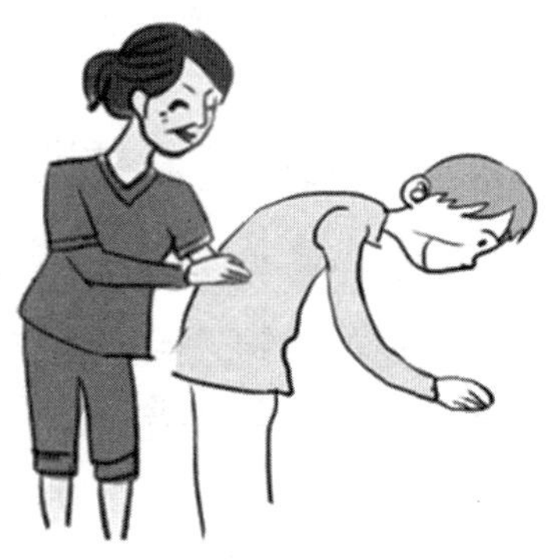

图 4－2－4　噎呛后的紧急救治方法

（3）若发现老年人已经发生呼吸困难、窒息，且以上方法无效，可用海氏急救法，同时呼叫医务人员抢救或送到医院急救。

十、海氏急救法

美国医生海姆利希发明了一种简单易行的急救方法——海氏急救法。从 20 世纪起，该方法已被广泛应用于噎呛急救。

（一）对清醒老年人（图 4－2－5）

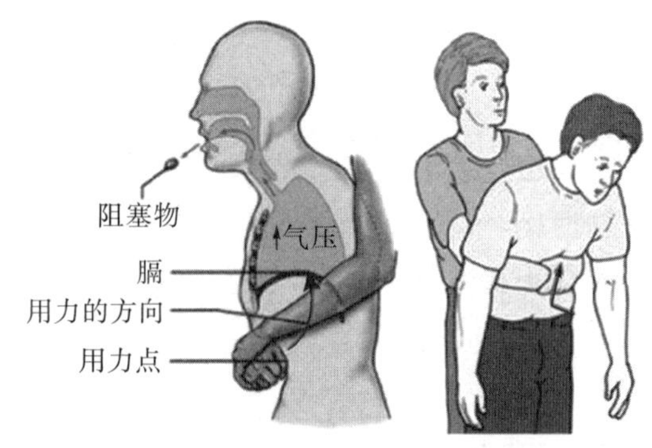

图 4－2－5　运用海氏急救法对清醒老年人进行急救

（1）站在老年人身后，双臂合拢环抱老年人腰部，使其弯腰稍向前倾。

（2）一手握拳，轻放在老年人的肚脐上。

（3）另一手放在拳上，双手在老年人腹部迅速有力地向上挤压，好像要提起老年人身体一样。

（4）重复以上步骤，直至异物排出。

（二）对晕厥老年人（图 4－2－6）

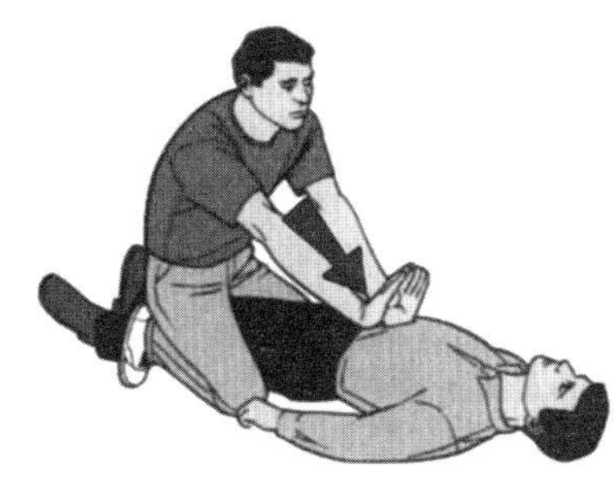

图 4－2－6　运用海氏急救法对晕厥老年人进行急救

（1）救护者应使老年人仰卧，然后骑跨在老年人双腿外侧。

（2）一只手掌根部放于老年人肚脐上两横指的位置，另一只手重叠覆盖在第一只手上，五指交叉，掌心掌背交叠，迅速向上冲击。

（3）如果无效，可隔几秒再重复操作一次。

要边抢救边打急救电话，争取医生尽早来到现场施救。

（三）自救

1. 方法一

（1）一只手握拳，并用大拇指一侧顶住上腹部，在肋弓之下、肚脐之上。

（2）另一只手抓住握拳的那只手，并迅速用力向上挤压。

（3）重复动作，直至导致气道堵塞的物体排出。

2. 方法二

（1）俯身压在固定的水平物体上，如桌子边缘、椅子、扶手等。

（2）利用物体的边缘对上腹部施压，制造出强大的向上冲击力。

（3）重复挤压，直至导致气道堵塞的物体排出。

十一、老年人发生噎呛时哪些情况下需要到医院就诊？

（1）噎呛引起呼吸困难、意识改变等时，应该立即送医院急救。

（2）如果老年人常常发生不明原因的噎呛，应该到医院查明原因，采取相应的措施。

十二、老年人噎呛的照护误区

多数老年人或者照护者认为饮水或汤最不容易引起噎呛，所以衰弱老年人常常选择流质饮食（如各种汤、营养液和果汁等）。事实上，很多老年人，特别是患有脑出血、脑梗死的老年人，饮水较半流质饮食更加容易导致噎呛。因此，这类老年人应该进半流质饮食（如蒸蛋、粥等），一方面补充水分，另一方面保证顺利摄入食物。

（阮顺莉　杨子敬　陈　茜）

第三节　老年人烫伤的预防与管理

【典型案例】

王爷爷，80 岁，平时与老伴同住，生活起居都是老伴照顾。冬天时，老伴担心王爷爷睡觉着凉，就用暖水袋帮助王爷爷保暖，连续用了 4 天后，子女周末回家帮助王爷爷洗澡，脱掉其裤子后发现王爷爷小腿内侧有水疱，有些甚至已经破溃，破溃处有黏性分泌物，周围红肿。送往医院进行抗感染、清创治疗，半个月后王爷爷伤口愈合，出院回家。

【照护问题】

1. 老年人易发生烫伤的原因有哪些？
2. 在生活中如何预防烫伤的发生？
3. 针对此类老年人，应该怎样照护？

一、什么是烫伤？

烫伤是指由温度较高的热汤、热水、热油等液体或蒸汽引起的组织损伤，是热力烧伤的一种。轻度烫伤可以表现为局部红斑，轻度红肿热痛，没有水疱，不伴强烈疼痛；中度烫伤有水疱出现，疼痛感强烈，烫伤部位出现明显的水肿；重度烫伤，疼痛的感觉可能并不明显，烫伤处可能呈现苍白、干燥，皮肤甚至会变得像皮革一样。

二、为什么老年人容易发生烫伤？

（一）视力障碍

随着年龄增长，老年人往往都有视力问题，如视物不清、分辨颜色和判断事物的远近有困难。另外，部分药物可能会干扰眼睛的聚焦能力。视力障碍会增加老年人烫伤的发生风险。

（二）感知觉功能下降

老年人神经系统功能退化、皮肤组织老化、皮肤变薄、毛细血管减少，致末梢循环变差，皮肤对热的调节功能下降，耐受力降低且敏感性下降，表现为对疼痛、热源的刺激回避减弱，感觉迟钝，当感觉皮肤疼痛或者有烧灼感时，往往已造成烫伤。例如，一般人在水温过高时都会本能地迅速移开肢体，但有的老年人可能并不会感受到水温过高。患有糖尿病周围神经病变、脉管炎、脑血管疾病的老年人因痛温觉减退，在沐浴或泡脚时，可能皮肤已经出现烫红等严重的烫伤症状，而老年人自己却还没有疼痛的感觉。

（三）活动能力下降

老年人的活动能力下降，动作不再如从前一样矫健、从容，肌肉的力量也大大减弱，不能如从前一般稳妥地拿取物品或躲避危险。

（四）治疗中的热应用

治疗用热，如烤灯、中医拔罐、针灸、艾灸等，当理疗温度过高或操作不当时，都会造成烫伤。有的老年人还会在家中自行使用一些中医药治疗疾病，如用小茴香热敷来缓解腹部不适等，这些热疗方法如果使用不当，也很容易造成烫伤。

（五）生活中的热应用

老年人使用热水袋、电热毯、暖手宝等取暖用品时，如果温度过高、外表无包裹直接接触皮肤，常容易造成烫伤。

三、老年人日常生活中烫伤的预防措施

（1）老年人及照护者都应多了解烫伤的预防知识，包括常见的烫伤危险因素及后果，重视预防。

（2）老年人喝热汤或热水时，提前放凉，必要时向老年人说明，引起注意。视力障碍老年人倒热水、喝热汤等应由照护者协助完成。

（3）老年人泡脚要先由照护者用手试过水温（图 4－3－1）。

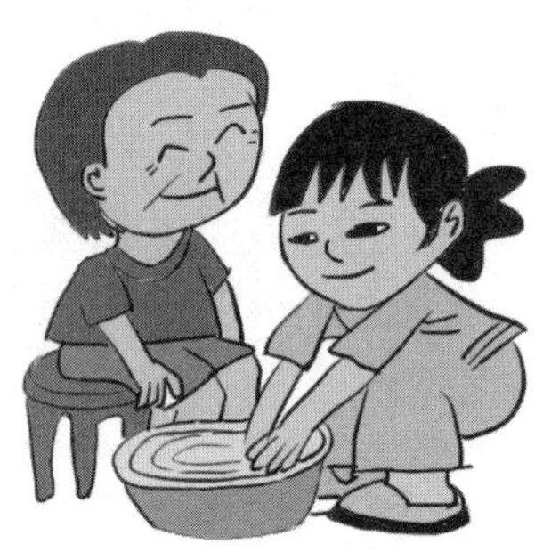

图 4－3－1　照护者先试水温，预防烫伤

（4）沐浴时要先注入冷水，再注入热水，试过水温后再洗澡，且水温不宜过高（40℃左右为宜），沐浴时间最好不超过 15 分钟。

（5）做饭打开锅盖时要注意避免蒸汽烫伤。

（6）尽量避免使用热水袋、电热毯等取暖用品，尤其是有意识障碍或肢体偏瘫等老年人。如若必须使用，外表需用布包裹，注意温度低于 50℃（图 4－3－2），并在使用过程中注意观察局部皮肤情况。

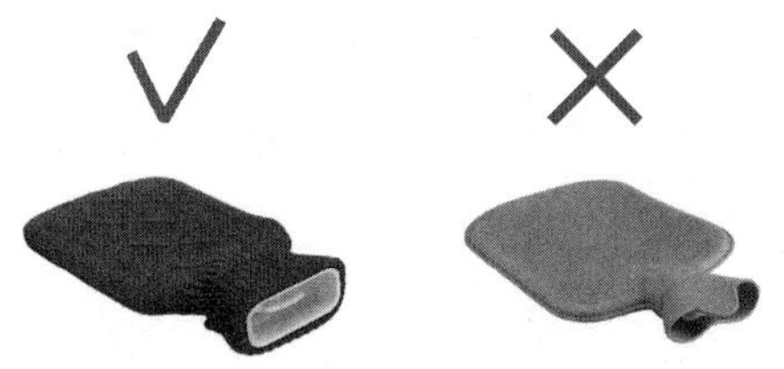

图 4－3－2　暖水袋的正确使用方法

（7）热水瓶放在固定或房间不易碰到的角落，活动不便或臂力不足的老年人不要自己倒开水。

（8）房间内若需要使用蚊香，可使用蚊香专用容器，并放在安全的地方。

四、老年人烫伤时应怎样进行初步处理?

（1）迅速脱离热源。

（2）立即脱去被热水、热油等浸渍的衣物。脱衣前先用冷水淋湿，再剪开轻轻取下，切勿强行撕拉，以免将烫伤的皮肤撕脱。

（3）立即冷却治疗，迅速用冷水淋冲伤处或直接将烫伤处浸入水中。冲洗或外敷的时间无明确限制，一般到不再感到剧痛为止，如有条件，可在水中加冰，但水温不要低于5℃，以免冻伤。若烫伤的部位不是手或足，不能将伤处浸泡在水中进行冷却治疗时，则可将受伤的部位用毛巾包好，在毛巾上浇冷水或用加冰块的水进行外敷。疼痛难忍者，如无药物禁忌，可口服镇痛片或适当应用镇痛剂。

（4）烫伤在手臂时，应及时去掉手表、手镯、戒指等，防止伤处肿胀影响血液循环而发生坏死。一旦烫伤发生，千万不要揉搓、按摩、挤压烫伤的皮肤，也不要用毛巾擦拭。

（5）烫伤后出现红肿情况时，可以将患肢抬高以减轻肿胀，降低不适感。

（6）冷却后，用干净的纱布轻轻盖住，如有水疱，可用清洁纱布进行包扎，注意不要自行弄破水疱，以免引起感染。一般直径小于5毫米的水疱可自行吸收，否则应及时寻求专业人员的帮助。

五、老年人烫伤时哪些情况下需要到医院紧急就诊？

遇到头面部、会阴部烫伤，或烫伤合并大出血、窒息、意识丧失，或烫伤面积过大或深度过深时，应尽快脱离热源，并立即拨打120，寻求专业救助。

六、老年人烫伤急救时的误区

（一）不愿用水冲洗

有的老年人或照护者认为烫伤后用自来水冲洗会引起感染，烫伤后不用水冲洗，造成热量持续存在，烫伤加重。

（二）采用“土”办法处理

有的老年人在烫伤后抹牙膏、酱油和菜油等保护伤处，而这些东西会遮盖烫伤部位，不利于医生观察处理，特别是酱油含盐，容易导致组织细胞脱水，菜油也不能使烫伤降温，反而会阻止热量散发，增加不必要的疼痛和损伤。故老年人小面积轻度烫伤后应用自来水流动冲洗，严重烫伤后应局部暴露或用清洁干燥宽松布类覆盖，及时就诊。

（三）用冰降温

在烫伤后不能只用冰给伤处降温，最好用冷水或冰水，由于冰块温度过低，可能会进一步损伤皮肤。如果紧急情况下没有水，也可以采用其他温度较低的流动液体进行局部降温。

（四）认为不痛就表示不严重

有的老年人认为烫伤后感觉不痛是病情轻的表现。恰恰相反，人体的皮肤分为表皮、真皮和皮下组织，表皮和真皮层分布有丰富的神经组织，烫伤时疼痛感剧烈。当烫伤损伤到皮肤深层时，疼痛感反而没那么剧烈，但病情往往更为严重。

七、老年人烫伤后的饮食选择

（一）轻度烫伤的老年人

以高热量、高优质蛋白、高维生素且易消化的饮食为宜，无特别的禁忌。高热量食物有甜点、蛋糕、奶油、牛奶、花生、面包、汉堡、饼干等；高优质蛋白食物主要包括鱼肉、蛋类、瘦牛肉、大豆以及黑芝麻，可促进伤口愈合；高维生素食物有红萝卜、西红柿、草莓、猕猴桃、苹果、芹菜、黄瓜等各种绿叶蔬菜及水果。

（二）严重烫伤住院治疗的老年人

早期不宜追求高热量、高优质蛋白饮食，要循序渐进，待患者胃肠功能恢复后，从清淡流质饮食，如米汤、菜汁等开始，随着病情的缓解，逐渐增加热量和蛋白质的摄入。

（陈　静　吕　娟　高杨梅）

第四节　老年人自杀的预防与管理

【典型案例】

李奶奶，72岁，丈夫病逝后一个人居住。随着年龄的增长，她愈发难以自理，加之身患疾病，只能投靠唯一的儿子。但李奶奶与儿子、儿媳的关系并不融洽，时常遭到儿子、儿媳的痛骂，甚至一度被赶出家门。李奶奶徘徊在儿子家附近，悲不自胜，路过一座桥时便纵身跃下自杀了。

【照护问题】

1. 老年人产生自杀倾向的原因有哪些？
2. 如何预防老年人自杀？
3. 针对此类老年人，我们应该怎样照护？

一、什么是自杀？

自杀，是指在复杂的心理活动作用下，自行或蓄意采取各种手段结束自己生命的危险行为。

二、为什么老年人容易自杀？

（一）生理因素

不堪忍受病痛折磨是主要诱因。部分老年人长期身患重病或受慢性疼痛折磨，无法治愈，且其阅读、交谈、活动能力均受影响，为了摆脱这种痛苦，有些人会选择一死了之。

（二）心理因素

人处在老年期，视力、听力、语言表达能力等不断下降，影响正常交流，致使老年人出现孤独、寂寞、抑郁等不良心理反应。很多老年人在丧失健康、丧失伴侣、丧失经济能力、缺乏子女关心等境况下，会渐渐产生心理上的疾病，如烦躁、抑郁、焦虑、恐惧等，进而出现各种各样的心理和行为问题，自杀风险增加。

（三）家庭因素

孤独是老年人自杀的普遍原因之一。随着年龄的增长，面对配偶和亲人的离去，身体和能力的退化，子女长期不在身边或者其他亲属的抛弃、虐待等，老年人会慢慢对自己的生活失去信心。

（四）社会因素

老年人退休后会一定程度上脱离社会，产生无助、无望及消极的生活态度，增加自杀的风险。

三、如何判断老年人是否有自杀的倾向？

有自杀倾向的老年人往往会有一些异常的表现，照护者要注意观察老年人的情绪和日常行为变化。并非每个有自杀倾向的老年人都会有以下征兆，出现一个征兆也不代表就有自杀倾向，但如果出现以下现象，照护者应高度重视。

（1）谈论自杀，甚至有过自杀的念头，存在被迫害、被折腾或被惩罚的想法。

（2）将自己的贵重物品送人并且开始有条不紊地处理自己的财产。

（3）撰写遗书，对现实的或想象的事物有负罪感，觉得自己不配生活在世上。

（4）持有或者收集一些可以用来自杀的工具，如绳子、刀具、玻璃片或其他可以用来自杀的物品。

（5）严重的睡眠不足，长时间的睡眠障碍会导致胡思乱想、抑郁，甚至产生自杀念头。

（6）无精打采，对任何事情都表现得没有兴趣，但一段时间后，突然又显得很开心，且无任何理由。

（7）滥用药物，问一些可疑的问题。例如，值夜班的人员多长时间巡视一次，这种药要吃多少才会死，流血死亡需要多长时间。

（8）拒绝与人沟通，和身边的家人、朋友渐行渐远，不愿意与任何人接近，甚至将自己关在隐蔽的地方或反锁在房间里。

（9）对之前感兴趣的事情兴致下降，不再参加之前热爱的活动。

（10）情绪爆发，非常冲动，容易发火，突然表现出无法理解的反应。

（11）情绪低落，经常哭泣，不愿意与他人眼神接触，常常听到有声音让其去死。

（12）曾经试图自杀或者有过自残行为者。

四、如何预防老年人产生自杀倾向和行为？

（1）为老年人的日常生活提供必需的保障。

（2）健康的心理状态、积极向上的生活方式，是老年人能够延年益寿的关键。照护者可带动他们参加各种兴趣活动，如种花、喂鱼、养鸟、下棋、绘画、集邮、歌舞、旅游等。

（3）坚持运动，延年益寿。生命在于运动，运动是强身健体、活络筋骨、远离疾病的有效途径之一。

（4）当老年人生活中遭遇变故时，鼓励其多与他人交流自己的情感和想法，注重观察老年人的言行。

（5）对患有精神疾病并伴有自杀倾向的老年人，应24小时陪伴，及时到医院就诊。

（6）对于可能伤害老年人的物品，如刀、剪、绳、玻璃、药物、有毒物品，以及吊扇、电灯开关等，应增加安全措施，以免成为自杀工具。

（7）监督老年人按医嘱服药，防止藏药现象，避免患者悄然积存药物用于自杀。

（8）帮助老年人适当地进行自我宣泄。老年人难免会有一些压抑、焦虑的情绪，帮助其及时将不愉快、压抑的情绪释放出来，给予适当的宽慰，让其明白“月有阴晴圆缺，此事古难全”的道理，减少消极情绪的产生。

（周柯妤　杨　蔚　杨　雪）

第五节　老年人走失的预防与管理

【典型案例】

张爷爷，74 岁，和儿子一家同住，每天去小区附近的公园健身。有一天张爷爷上午出门，晚上儿子回家发现张爷爷不在家，手机也落在家里，联系不到张爷爷，只有报警寻找。张爷爷因患有老年性痴呆，忘记了回家的路，想不起家庭地址和家人的联系方式，在离家几公里的路边坐着。好心人发现又累又饿的张爷爷后，立即报了警，民警在张爷爷的身上发现了随身携带的安全卡片，联系上了他的家人。

【照护问题】

1. 哪些老年人容易走失？
2. 如何预防老年人走失？
3. 老年人走失应怎样处理？

一、什么是走失？

老年人走失，是指老年人在日常生活中不能确认自己所在的位置，出现判断错误，无法辨认时间、地点、人物，迷失方向，不能找到目的地或起始地点，从而迷途不返或下落不明。

二、走失带来的不良影响有哪些？

因各种原因发生的出走、失踪事件存在很多潜在的危险，会给老年人及其家庭带来一系列严重的后果，如跌倒、交通事故、脱水、溺亡等，不仅给身体带来极大的伤害，也会造成巨大的情感伤害，还会造成经济损失。

尽管大多数走失的老年人会因被照护者或路人及时发现而安全返回，但有研究表明，走失后的老年人死亡率大于20%。

三、哪些老年人容易走失？

（1）年龄≥65岁，记忆力减退，辨别能力差的老年人。

（2）存在记忆障碍、定向力障碍等认知功能障碍的老年人和精神行为异常的老年人，如痴呆老年人。

（3）生活环境改变，对周围环境不熟悉，或外出时间较长，走得较远的老年人。

（4）孤寡老年人，空巢老年人，家庭亲情淡漠、预防措施不到位的老年人。

四、如何发现老年人走失风险？

对于走失，预防是最关键的。及时评估、识别走失高危老年人，并采取一些预防措施，可避免或减少走失的发生。可以通过一些简单的问答来测评老年人的走失风险。例如，简易操作智力状态问卷，若答错2题以上，即视为异常，存在走失的风险。

附：简易操作智力状态问卷：

1. 今天是几号？（年、月、日都对才算正确）

2. 今天是星期几？（星期对才算正确）

3. 这个地方是哪里？（对所在地有任何的描述都算正确；说“我的家”或正确说出城镇、医院、机构的名称都可接受）

4. 您家的电话号码是多少？若无电话：您的家在哪条街？（经确认号码后证实无误即算正确；或在会谈时，能在2次间隔较长时间内重复相同的号码即算正确）

5. 您多大年龄？（年龄与出生年月日符合才算正确）

6. 您是哪年出生的？

7. 谁是中国现在的国家主席？（姓氏正确即可）

8. 谁是中国前任国家主席？（姓氏正确即可）

9. 您母亲的名字是什么？

10. 从20减去3，新的得数依次减3。（如出现任何错误或无法继续进行即算错误）

注：1. 须结合被测试者的教育背景作出判断。

2. 错0～2题为心智功能完整，错3～4题为轻度心智功能障碍，错5～7题为中度心智功能障碍，错8～10题为重度心智功能障碍。

五、老年人日常生活中走失的预防措施

（一）让老年人随身携带联系卡

一般情况下，当家中有容易走失的老年人时，家属都会制作联系卡放在老年人身上。走失时，老年人可能想不起来自己身上有这样的联系卡，所以最好将联系卡缝在老年人衣

服的显眼处，如前胸、后背、肩膀等。卡片上需注明老年人的姓名、年龄、家庭住址、子女电话、既往病史等信息。有了这张卡，一旦老年人意外走失或疾病发作，周围人可以很快联系到家属（图 4－5－1）。

姓名：×××
性别：男
家庭住址：××市××街××号
联系电话：1××××××××××
主要病症：××××××
处理方法：×××××××××××

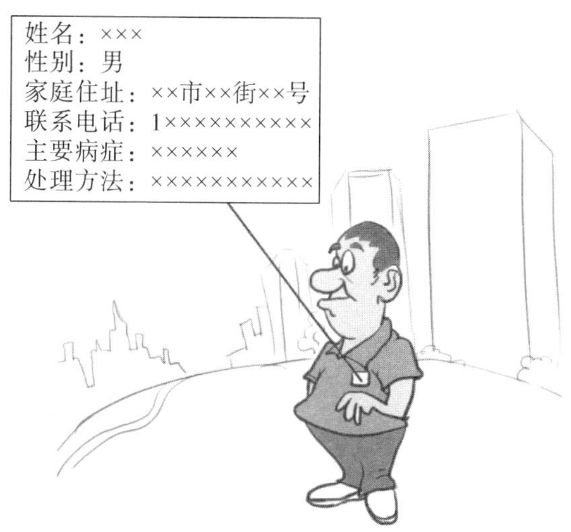

图 4－5－1 随身携带联系卡

（二）配备通讯设备

有条件的家庭可以为老年人配备通讯设备（手机、GPS 定位器等），绑定老年人的位置，以便实时查看，这样即使老年人走失也可立即用电话联系。对患有老年性痴呆的老年人，最好在其衣服内固定一个 GPS 定位器。

（三）强化老年人的记忆

平时要经常教老年人记住家人的电话或工作单位，小区的名字，户籍所在地具体地址，家庭周边环境和周围标志性建筑，如大型商场、学校、公园等。

（四）加强人文关怀

随着父母年龄的增长，子女需要给他们更多的关爱，在工作之余常回家看看，多和他们聊聊天，多几分耐心和细致，早点发现老年人认知功能受损等症状，帮助他们及时进行有效治疗。普通大众应给老年人更多的关注，多看一眼，伸一伸手，或许就可能挽救一个家庭。

（五）掌握老年人的去向

平时应多关心老年人，时刻关注有走失高危风险的老年人，不能让其长时间独处或单独外出。

（六）陪同老年人外出

外出购物、游玩或在比较拥挤的公共场所，照护者应陪同老年人，避免老年人离开视线范围；要告诉老年人，一旦和家人失散，应该在原地等待，不要到处乱走；在老年人的口袋里放些食品，以备走失后应急之用。

（七）请专人看护或求助社区老年人活动中心

家人应多陪伴老年人，多跟老年人沟通，从生活上关心老年人，让他们健康、开心地生活。最好请专人看护，或求助社区老年人活动中心。

（八）登记并佩戴助老卡、黄手环

有些地区建有一些助老机构，只要老年人在机构登记，并佩戴绿色助老卡或者黄手环，不论走到哪，只要有人发现他，拨打助老机构的电话，就可以轻易查询到老年人的家人联系电话与住址。

（九）特殊衣着

在老年人允许的情况下，为其准备一些稍微特殊的衣服，万一走失，方便辨认和寻找，比如亮色的马甲、鞋子、帽子、围巾等。多为老年人拍摄近期生活照，一旦发生走失，家人应马上报警，并向警方提供其近照，以便寻找。

六、老年人走失后应怎样进行初步处理?

（1）确定老年人走失后应立即报警，不宜一味自行寻找（图 4－5－2）。

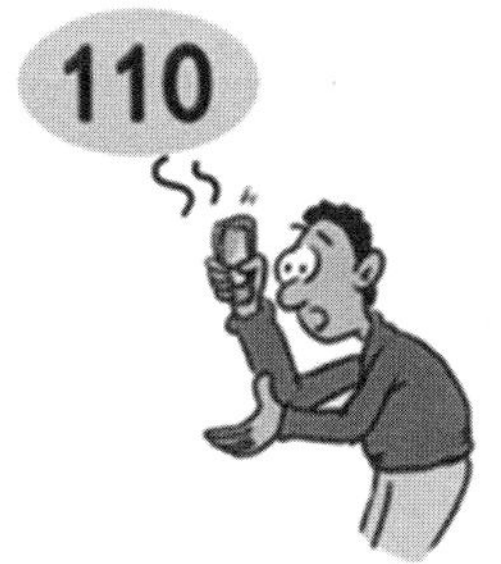

图 4－5－2　老年人走失后及时报警

（2）应尽量保持镇定，采取排除法来理清思路。回想最后看到老年人的位置，找到最后看见老年人的人，找出离走失最近的时间，逆向推理，顺藤摸瓜。组织尽量多的人手，从老年人最后出现的位置向四周寻找。

（3）在老年人经常活动的地方张贴寻人启事，或者在老年人认识的朋友之间询问一下。

（4）携带老年人近期照片到救助站寻找。

（5）通过网络渠道发布寻人启事，如发微博或者微信寻求帮助。现在网络非常发达，通过网络来寻找也是一个不错的选择（图 4－5－3）。

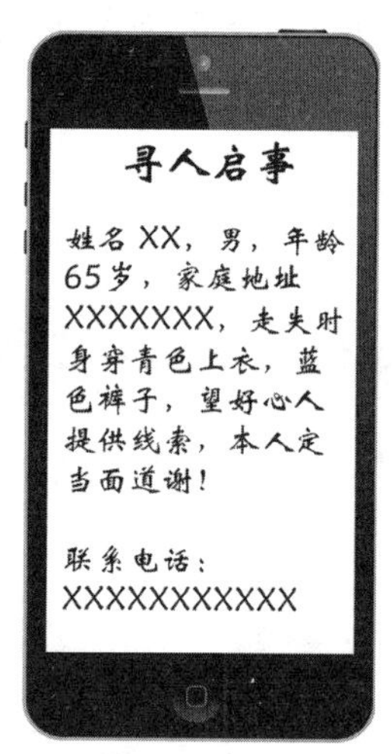

图 4－5－3　借助媒介寻找走失的老年人

（6）采用高科技手段进行寻找，查看一下小区和重要路口的监控视频。

七、老年人走失时哪些情况下需要到医院紧急就诊？

（1）老年人走失后如出现外伤，需要到医院清创、缝合、包扎，遵医嘱使用抗生素控制感染等；如发生跌倒，应详细检查有无骨折等。如发生交通事故、溺水等，应立即拨打 120，寻求专业救助。

（2）如果老年人出现不明原因的走失，应到医院检查发生的原因，采取相应的措施。

（3）老年人精神行为异常症状加重，或者出现逃跑等行为时，应及时就医。

八、关于老年人走失的误区

（一）报警不及时

一些人认为人口失踪 24 小时以后才可以报警，所以在老年人走失后不尽快报警，这是错误的认知。老年人走失后，照护者应当及时报警，寻求公安机关的帮助。报警后，失联人的信息以及寻找人的信息都会上传到警务平台。及时报警才有利于找回失联老年人。

（二）认为老年人寻回后不会再次走失

大多数老年人走失被寻回后，经过积极治疗和细心的照护，能够意识到走失的危害，积极配合治疗。但部分老年人不按医嘱用药，不配合功能训练，仍有出走企图。为此，家人应加强照护，多陪伴老年人，多跟老年人沟通，从多方面关心老年人，让其健康、开心地生活，降低走失风险。

（李沙沙　姬　悦　黄兆晶）

第六节　老年人家庭用药的安全管理

【典型案例】

王奶奶，75岁，有冠心病、高血压、糖尿病、骨质疏松病史，一直由女儿照顾。近期女儿到外地出差，为王奶奶请了一位保姆照顾其生活起居。王奶奶长期服用的药物有硝苯地平缓释片、碳酸氢钙、格列本脲、美托洛尔、阿司匹林、瑞舒伐他汀钙。近几天王奶奶出现心跳加快、恶心呕吐、肌肉疼痛的症状，到老年门诊就诊，医生询问了用药的情况，发现保姆将瑞舒伐他汀钙片当成碳酸氢钙片让王奶奶一天3次服用。

【照护问题】

1. 老年人为什么容易出现多药共用的情况？
2. 老年人用药过程中容易出现哪些错误做法？
3. 怎样正确指导老年人的家庭用药？

一、老年人用药为什么种类繁多？

（一）老年人多病共存

据调查，我国有42%的老年人同时患有2种及以上慢性病，多种慢性病共存是老年人普遍的患病现象，以高血压、冠心病、糖尿病、脑卒中、慢性呼吸系统疾病最为常见。老年人在多家医院或多个科室就诊后，针对多种疾病难免会服用多种药物。

（二）保健品类药物滥用

部分老年人及家属相信广告宣传，除医生开具的处方药外，还会购买非处方药或保健品类药物，多药共用，不仅没治好病，反而可能引起更多的不良反应。

二、老年人多药共用的危害有哪些?

（一）不良反应增多

老年人代谢变慢，多种药物相互作用或使用不当均可能加剧不良反应。

（二）服药依从性下降

由于机体老化和疾病影响，老年人认知和理解能力下降，服用多种药物时，常会出现漏服、忘服等情况。老年人服药依从性还受到药物服用方便程度的影响，每日服用同种药物次数多的患者，常常会自行停药，或购买作用相同但服药次数较少的药品替代。

（三）家庭经济负担加重

老年人患慢性病需长期服用多种药物，花费较大，当家庭经济状况差和医疗负担重时，其常常会自行停药，或者替换为相对便宜的药物，如此不仅达不到疗效，还可能加重病情，导致需要服用更多种类的药物，形成恶性循环。

三、为什么老年人用药更容易出现安全隐患？

（一）生理功能减退

（1）随着年龄的增长，老年人的机体器官和系统功能减退，吸收和代谢效率降低，因而药物不良反应发生的风险更高。

（2）老年人对药物的耐受性降低，对一些特殊药物更加敏感，因此药物的不良反应更加严重，可能造成严重的药源性疾病，或加重原有疾病。

（3）由于老年人记忆力、听力和视力逐渐下降，医生告知服药相关信息时，老年人接收到的信息可能会有所偏差，从而导致不能按医嘱服药的情况，且极易漏服、错服或反复多次服用。

（二）安全用药知识和能力欠缺

（1）老年人对于药物的了解大多来自周围人的介绍和各种广告、药店推销等，并不准确，可能导致用药错误或滥用各种保健品，危害身体健康。

（2）由于安全用药知识的欠缺，有的老年人为了节约，会服用没有发霉变质，但已经过期的药物，容易导致不良反应。

（3）未严格遵医嘱服药导致不良风险增大。有的老年人认为自己已“久病成良医”，往往根据经验自行增加或减少药物剂量，或自行停药；有的老年人未按正确的方法服药，如干吞或用各种饮料、浓茶、牛奶送服药物（图 4－6－1）。

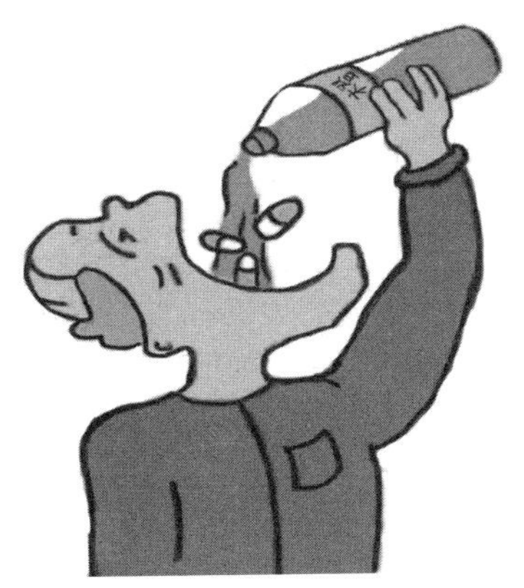

图 4－6－1 老年人错误服药方式

(4) 市场上同一种药物有不同商品名，剂量和用法也可能不同，这可能会造成混淆不清，导致错服、多服、少服。

(三) 药物保管不善

有的老年人很少仔细阅读药物说明书，特别是对药物的存放环境不够重视，不按要求存放，导致药物疗效下降，甚至变色、变质；有的老年人会一次购买很多药物存放在家里，而药物存放过久，超出有效期会导致药物毒性增加，延误或加重病情。

(四) 照护不当

照护者对老年人的服药情况重视不够，未严格查对药物；或老年人独居，出现服药剂量错误、时间错误、药物错误等，是老年人家庭用药不安全的重要原因。

四、怎样管理老年人的家庭用药？

（一）主动帮助老年人管理药物

照护者首先要了解老年人自我管理药物的能力，对于存在认知功能障碍、沟通障碍、视听力障碍的老年人，照护者应主动承担管理药物的责任，监督老年人按时、按剂量服药。对于自理能力良好的老年人，应尽量让其自行管理药物，照护者必要时提供协助。

照护者需了解老年人的服药种类、时间、剂量、方法等相关信息，掌握常用药物的服用和保管方法，监测药物疗效、不良反应，能简单处理不良反应；帮助老年人树立定时、定量服药，坚持疗程，不随意停药的理念；保证老年人按照医嘱用药，不随意自行购买药物、增减药物剂量；定期陪伴老年人进行门诊随访，参与医院及社区开展的专题讲座，从医护人员处获取安全用药的相关知识。

（二）帮助老年人正确服药

（1）接触老年人前后应洗手或消毒。

（2）帮助老年人服药时应坐在其面前，视线与老年人视线保持在同一水平。

（3）使用坚定的语气与老年人交流，交流语言清楚、具体。

（4）尽量使用温开水送服药物，特殊情况应另作交代。避免使用咖啡、浓茶、饮料等送服药物，服药时禁止饮酒。茶叶和果汁等可能与药物中的成分发生反应，饮酒可能会加速某些药物的代谢作用，加重药物的不良反应。

（5）避免干服药片，导致药物难以进入胃肠，附着于食管壁内，从而降低疗效，严重时可能会引起食管出血。

（6）有吞咽障碍的老年人，可咨询医生，改为粉剂服用。

（7）对于独居老年人，家属应定时检查老年人的用药情况，做到按时、按量服药。

正确服药小技巧：

①照护者或老年人尽量设立专用药物记录本，以记录用药情况及不良反应/事件。

②列出老年人用药清单，记录其正在服用的药物。可以为老年人制作一张服药小卡片随身携带，在紧急情况或旅行时可能会起到关键作用（图 4－6－2）。

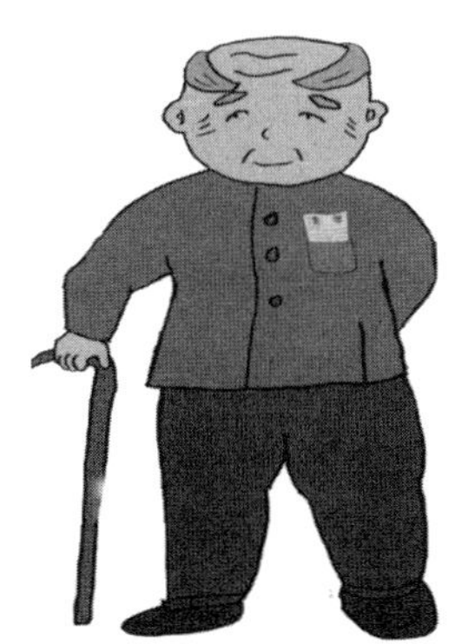

图 4－6－2 老年人随身携带服药小卡片

③准备几个不同颜色的小服药杯，如绿色、黄色、白色、红色的药杯，分别代表早、中、晚、睡前 4 个不同的服药时间，照护者按医嘱配好一天的药，仔细查对后按照时间

顺序将所服药物分别放入上述杯中，放于固定且老年人容易拿取的地方，以避免漏服或错服。

④可以使用智能电子药盒、电子钟、手表、手机等现代工具提醒老年人定时服药。家属也可以远程提醒老年人按时服药。

（三）正确保管家庭药物

仔细阅读药物说明书，按照要求的温度、湿度以及光线管理药物。家里应常规备用药箱，存放常温保存的药物，最好是分门别类地放置，清楚写明药品名称、剂量、有效期及服用时间，以方便取用。如果需要冰箱冷藏，还需注意防热和防冻。

（吴　驭　谢灵灵　李　慧　谢冬梅）

第五章　老年人常见健康问题及其照护

第一节　老年人营养的评估与管理

【典型案例】

李爷爷，75 岁，消瘦，在家中三餐不定时，喜欢的饭菜多吃，不喜欢的饭菜少吃，不爱喝水。近期常出现食欲不振，乏力，每天进食常规食物量的 1/3～1/2，近 3 个月体重持续下降。

【照护问题】

1. 老年人体重下降的原因有哪些？
2. 针对此类老年人，该如何进行营养管理？

一、老年人的膳食营养需求

（一）糖类

糖类包括多糖、蔗糖、果糖、乳糖、葡萄糖等，是机体主要供能物质。人体主要从谷物、蔬菜、水果中获取糖类。

由于老年人对糖类的代谢率降低且胰岛素分泌减少、对血糖的调节能力减弱，若摄入糖类过多，会增加冠心病、糖尿病及心肌梗死等疾病的发病风险，加重原有疾病的病情，诱发并发症。因此，老年人应减少糖类摄入，尤其是蔗糖的摄入，可适当增加果糖（如水果、蜂蜜）的摄入，因为果糖的甜度约是蔗糖的 1.8 倍，但升糖指数约为蔗糖的 1/3，导致的血糖升高程度远低于其他传统的天然糖品，是糖尿病患者和肝功能不全者的优选。

（二）蛋白质

人体自身合成的蛋白质不能满足机体的需要，所以必须从食物中获取蛋白质。蛋白质缺乏，容易造成精神萎靡和疲劳。老年人应选择含优质蛋白的食物，如奶制品、鱼类、蛋、大豆类等。

（三）脂肪

老年人胰脂肪酶分泌减少，对脂肪的消化能力减弱，应适当减少摄入。

（四）无机盐（矿物质）

钙、磷、铁、碘等无机盐的缺乏，容易导致老年人骨质疏松、缺铁性贫血、甲状腺增大等。由于老年人消化功能减退，应选择容易吸收的食物，如含钙丰富的奶类和奶制品、豆类和豆制品，以及坚果（核桃、花生）等，含铁丰富的瘦肉、动物肝脏、黑木耳、紫菜、菠菜、豆类等，维生素 C 可促进人体对铁的吸收。

（五）维生素

维生素在维持身体健康、调节生理功能、延缓衰老等过程中有着极其重要的作用。维生素缺乏会引起夜盲症、软骨病、脚气病、坏血病等。

主要维生素的生理功能及食物来源如下。

（1）维生素 A：主要功能是维持视觉、抗氧化。主要食物来源：南瓜、胡萝卜、芒果、橘子、甜椒等黄色、红色、橙色的植物，以及蛋黄、牛奶、动物肝脏等。

（2）维生素 D：主要功能是促进钙吸收、预防骨质疏松、保持骨骼健康。主要食物来源：牛奶、蛋黄、鱼肝油等。

（3）维生素 E：主要功能是抗氧化、清除自由基。主要食物来源：坚果、植物油、全麦、深绿色蔬菜等。

（4）维生素 K：主要功能是止血、参与骨形成、促进骨钙蛋白合成。主要食物来源：甘蓝、绿叶蔬菜、人造黄油等。

（5）B 族维生素（如维生素 B_{12}、维生素 B_6、叶酸）：主要功能是促进造血、维持正常神经功能、预防呕吐、增强食欲。主要食物来源：维生素 B_{12}，谷类、肉类等；维生素 B_6，鱼类、谷类、香蕉、花生、多种绿叶蔬菜等；叶酸，动物肝脏、强化谷类、绿叶蔬菜、柑橘类等。

（6）维生素 C：主要功能是抗氧化。主要食物来源：蔬菜、水果等。

（六）膳食纤维

膳食纤维能促进肠蠕动，预防便秘，改善肠道菌群，促进消化吸收，有利于某些疾病的预防。膳食纤维的主要食物来源：燕麦、大麦、麸皮、水果、蔬菜、糙米、全谷等。

（七）水分

老年人每天的饮水量（除去饮食中的水）应根据体重计算，一般来说，55～65 岁，每天每千克体重 30 毫升（最少 1500 毫升）；65 岁以上，每天每千克体重 25 毫升（最少 1500 毫升）。

二、如何了解老年人的营养状况？

可采用微型营养评估简表（mini－nutritional assessment short－form，MNA-SF）（表 5－1－1）评估老年人营养状况。

表 5－1－1　微型营养评估简表

指标	评分标准
1. 过去 3 个月内有没有因为食欲不振、消化不良、咀嚼或吞咽困难而减少食量	0 分＝食量严重减少；1 分＝食量中度减少；2 分＝食量没有改变
2. 过去 3 个月内体重下降情况	0 分＝体重下降大于 3 千克；1 分＝不知道；2 分＝体重下降 1～3 千克；3 分＝体重没有下降
3. 活动能力	0 分＝需长期卧床或坐轮椅；1 分＝可以下床或离开轮椅，但不能外出；2 分＝可以外出
4. 过去 3 个月内有没有受到心理创伤或患急性疾病	0 分＝有；2 分＝没有

续表

指标	评分标准
5. 精神心理问题	0分＝严重痴呆或抑郁；1分＝轻度痴呆；2分＝没有精神心理问题
6. 体质指数（BMI）（kg/m^2）	0分＝BMI＜19；1分＝BMI 19～20.9；2分＝BMI 21～22.9；3分＝BMI≥23
如不能取得体重指数，请以问题7代替问题6，如已完成问题6，则无需回答问题7	
7. 小腿围（cm）	0分＝小腿围＜31；3分＝小腿围≥31

每一个问题得分相加，如总分为0～7分，说明营养不良；8～11分，说明有营养不良的风险；12～14分，说明营养状况正常。

也可通过以下指标来初步了解老年人的营养状况。

（1）体重。

体重减轻是营养不良重要的指标。如体重在30天内下降5%以上，或6个月内下降10%以上，则应该引起高度重视。

（2）体质指数（BMI）。

BMI是反映营养不良以及肥胖的可靠指标。中国成年人BMI的正常范围为$18.5kg/m^2 \leqslant BMI < 24kg/m^2$，$24kg/m^2 \leqslant BMI < 28kg/m^2$为超重，$BMI \geqslant 28kg/m^2$为肥胖，$BMI < 18.5kg/m^2$为体重过低，$BMI < 14kg/m^2$的危重症老年人存活的可能性很小。

BMI是目前国际上常用的衡量人体胖瘦程度以及是否健康的指标，但通常不适用于长期卧床、身体虚弱的老年人。

三、如何发现老年人出现了营养问题？

关注一些日常生活中的细节有助于早期发现营养不足或

营养过剩，预防并发症。

（一）营养不足

（1）衣裤变松：如果平时合身的衣裤在近3个月内突然显得过于宽松，说明体重有明显下降，可能存在营养不足。

（2）肌力减弱：老年人自觉乏力、易疲劳，是营养不足的常见临床表现。不同于体重下降，肌力减弱往往不易察觉，且不易量化，常常被忽视。

（3）活动减少、精神萎靡、皮疹、感觉减弱、皮肤干燥等都是营养不足的隐匿表现。

（4）饮食习惯变化：食量减少，饮食结构变得单一。

（5）微量营养素缺乏：眼睛干涩，看不清东西，皮肤干燥脱屑，表明体内缺乏维生素A；鼻子两边常发红、脱皮，指甲上出现白点，说明体内缺锌；牙龈出血，说明缺乏维生素C；口角发红，唇部开裂、脱皮，说明缺乏B族维生素和维生素C；指甲缺乏光泽，变薄、变脆、易折断，头发干燥易断、脱发或拔发时无痛感，说明体内缺乏蛋白质、必需脂肪酸、微量元素铁和锌等。

（6）其他特征：如伤口愈合缓慢、肠胃不适、身体虚弱、白天嗜睡等，都是营养不足的征兆。

（二）营养过剩

老年人“吃得太好”导致营养过剩的也很多，由此引发的健康隐患不容忽视。如果老年人有明显的肥胖，并伴有一些慢性病，如高血压、心脏病、高脂血症等，就要警惕营养过剩了。

四、老年人营养不良的原因

（一）健康问题

咀嚼和吞咽困难可导致食欲下降或进食困难，肠胃、内分泌疾病也容易导致食欲下降或消化与吸收问题，慢性病、某些药物的使用、治疗不良反应、疼痛、疾病并发症（如帕金森病和痴呆导致的进食问题）等也可能导致营养不良。

（二）饮食限制

限制盐、脂肪、蛋白质或糖的摄入有助于管理某些疾病，如高血压、糖尿病，但也可能导致营养不良。

（三）收入问题

特别是正在承受高昂治疗费用的患者，容易营养不良。

（四）社交减少

单独进食的老年人可能不像以前那样享用餐点，对烹饪和进食失去兴趣。

（五）照护不当

由于衰老或疾病的影响，老年人逐渐出现一些自理困难。照护者若未能及时给予适当的照护，则容易造成老年人营养不良。

（六）抑郁

悲伤、孤独、健康状况不佳、缺乏行动能力和一些其他因素可能导致抑郁，进而引起食欲不振、体重下降。

（七）酗酒

过多的酒精会干扰营养成分的消化和吸收。

五、老年人营养不足或营养过剩的预防及处理

（一）营养不足的预防和处理

（1）食材选择：避免依靠单一的主食如米饭、面食等快速饱腹，可通过坚果、浆果、奶类、蛋类、深绿色蔬菜、优质肉类等获得更高效的营养摄取。例如，可以在粥中增加杂粮、果干、蔬菜、肉末等。

（2）食材处理：出现咀嚼和吞咽困难的老年人需改用半流质饮食，可选用柔软易嚼的食材代替一些原有的食物，糊状的汤、肉末、粥、菜泥等都是不错的选择，蔬菜和肉类的加工可以通过炖煮来使其更易入口。为防止老年人噎呛，可将坚果打成粉末进食。

（3）食材口味：在营养搭配合理的前提下，按照老年人喜欢的口味进行烹饪，增强老年人的食欲。一些疾病可能需要老年人远离高盐、高脂肪、辛辣的食物，此时可以通过一些天然的香辛料、其他辅料（如葱、姜、蒜、醋、柠檬汁）和五颜六色的食材让食物具有吸引力，以便改善食欲不振等问题。

（4）进餐次数：由于老年人胃肠功能减退，一次进食较多时，食物不易消化、吸收，可少量多餐，每天进餐 4～5 次，在保证热量和营养需要的同时，可使食物得到充分吸收利用。

（5）餐间小食：通过增加餐间小食如水果、沙拉、芝麻糊等来提供额外的营养和热量。

（6）就餐习惯：尽量选择固定的时间就餐，营造良好的就餐环境，避免在就餐时分散老年人的注意力。

（7）原发病：支气管炎、肺气肿、肿瘤、心脑血管疾病、胃肠疾病等容易导致营养不良，积极治疗原发病是改善营养状况的重要措施。

（8）药物问题：向医生了解药物可能产生的不良反应，避免或减少使用可能造成吞咽障碍或营养不良的药物，可在医生的建议下适当地使用营养补充剂，如维生素、蛋白粉等；一些疼痛和不适也会影响进食，可以通过用药来进行缓解。

（9）体重：体重减轻是老年人营养不良的主要表现，体重急剧下降可能是一些重大疾病发生的前兆，因此，应定期测量体重。

（10）社交活动：良好的精神状态可以促进食欲，可邀请朋友来家中用餐，或者去朋友家做客，同时还可以增加食物的新鲜感。

（11）日常锻炼：日常锻炼对于增加食欲、促进代谢、提升整体健康水平有很大意义。

（二）营养过剩的预防和处理

（1）一日三餐吃七八分饱。

（2）多吃新鲜蔬菜和水果，补充维生素和膳食纤维。

（3）减少主食量，食用一定量的肉类、蛋类、奶类、大豆及豆制品等，以满足人体对蛋白质的需求。

（4）适当节制薯类、糖果、点心和动物油脂。

（5）适当吃一些粗粮，注意饮食结构搭配。

（6）注意食物多样化，促进营养均衡。

（7）多进行户外运动，如步行、慢跑、做操等。

六、老年人营养方面出现哪些情况需要到医院就诊？

（1）体重降低（近期体重下降>正常的10%）。

（2）食欲明显减退。

（3）吞咽困难加重，进食时易呛咳。

（4）伤口不易愈合。

（5）营养素丢失，如呕吐、腹泻。

七、老年人营养照护中的认知误区

（一）老年人新陈代谢减慢，需要的营养更少

老年人对热量的需求虽然没有年轻人那么高，但是对钙、维生素D、维生素B_{12}等营养的需求却更多，建议老年人多吃富含这类营养的食物。牛奶是钙的最重要来源，每100克牛奶含钙量约104毫克，但我国老年人因种种原因饮

牛奶的不多。主食及大部分肉类、蔬菜和水果中提供的钙都较少，有时可在医生指导下服用钙补充剂。

（二）偶尔没胃口时，一顿不吃也没关系

这容易造成暴饮暴食、血糖波动和食欲抑制等，因此即使不太饿，也一定要吃点东西填肚子。

（三）口渴时才喝水

由于生理变化的缘故，老年人即使出现脱水，也不易感到口渴，建议老年人每天保持适当的饮水量，尽量选择白开水或矿泉水。

（四）一餐饭吃一半留一半

经常吃剩饭剩菜容易导致关键营养缺乏，食物也容易变质。由于老年人嗅觉减退，有时难以闻出食物变质的气味，容易食物中毒，因此最好不吃剩菜剩饭。

（五）长期吃粗粮

老年人本来消化功能就有所减退，如长期吃粗粮，可能造成胃肠负担，影响营养的吸收，导致营养不良。

（六）把蔬菜煮烂吃

老年人牙齿不好，很多人喜欢把蔬菜煮得很烂，这种做法会使蔬菜变得没有营养。

（七）补钙越多越好

补钙并不是越多越好，多了可能引起心律失常、尿路结石等问题，而少了则达不到预防骨质疏松的目的。

（八）多吃菜，少吃肉

老年人需要的蛋白质比年轻人更多，可以选择含优质蛋白的食物，如鱼肉、牛肉、鸡肉等。荤素搭配可以起到营养互补的作用。

（九）过多补充保健品和补品

很多老年人都对保健品非常痴迷，都在服用保健品。一些保健品是用各种维生素和营养物质添加合成的，有一定的调养作用。但是有些黑心厂家卖的保健品不仅贵，而且含有一定的化学药物成分，长期服用会引起内分泌失调，严重者可危及生命。其实只要合理地进行饮食搭配和正确烹饪，一般很少缺乏某些营养，即便需要补充，也要在医生指导下进行。

老年人的营养照护可以参照《中国居民膳食指南（2022）》。

（王苑蓉　徐　蕾　王　英）

第二节 老年人小便的评估与管理

一、尿潴留

【典型案例】

张爷爷，74岁，患有高血压，一直坚持服药。最近1个月，常常出现头晕、头痛等不适，血压时高时低，偶有恶心、食欲不振等现象。今日突觉下腹坠胀，想排尿排不出，用手触摸下腹部有较大的包块。到医院就诊，B超提示膀胱扩大、双侧输尿管及肾盂重度积水。医生立即通知护士导尿处理，分几次放出尿液，共约3500毫升。张爷爷顿感腹部不胀了，浑身轻松。

【照护问题】

1. 老年人突然发生尿潴留的原因有哪些？
2. 在生活中如何预防尿潴留的发生？
3. 针对此类老年人，应该怎样照护？

（一）什么是尿潴留？

尿潴留是指膀胱内充满尿液而不能排出，常由排尿困难发展到一定程度引起，多发于男性，发病率随年龄的增长而增加。70岁以上男性的发病率约为10%，80岁以上男性的发病率约为30%。根据发病缓急、病程长短，尿潴留分为急性和慢性两种。急性尿潴留发病突然，膀胱内胀满尿液不能排出，常表现为排尿困难、下腹部胀痛难忍、辗转不安，部分尿液渗出；慢性尿潴留起病缓慢，病程较长，老年人可以排尿，但无法完全排空膀胱中的尿液，膀胱内存在大量残余尿，常表现为排尿不畅、尿流微弱或中断、尿频、排尿不尽感，因症状不明显而常被忽视。

（二）尿潴留带来的不良影响有哪些？

尿潴留会导致老年人腹胀、腹痛、膀胱炎、肾积水、肾盂肾炎，诱发泌尿系统感染，甚至膀胱异常膨胀破裂，危及生命，还会增加老年人的心理负担，影响睡眠、日常生活及社交活动。

（三）尿潴留的高危人群有哪些？

（1）年龄大于60岁的老年人。

（2）患有下列疾病的老年人：膀胱结石、尿道结石、前列腺炎、前列腺增生、尿道外伤、尿道狭窄、腹腔手术、肛直肠手术、昏迷、脑瘤等。

（3）使用颠茄、阿托品、溴丙胺太林（普鲁本辛）、吗啡类药物的老年人。

（4）长期卧床而不习惯床上解小便的老年人。

（5）有焦虑、抑郁等心理问题的老年人。

（四）如何判断老年人发生尿潴留？

（1）观察：老年人是否尿流微弱或中断，频繁如厕，但无尿液排出或仅少量尿液溢出。对于痴呆或其他认知功能损害的老年人，可表现为精神状态的急性改变。

(2) 询问：老年人是否出现尿液不能排出，下腹膀胱区胀痛，部分尿液渗出，烦躁，痛苦不安。

如有以上征象，就可能发生尿潴留了，应尽快到医院处理，以免贻误病情，导致严重并发症，危及生命。

(五) 老年人日常生活中如何预防尿潴留?

1. 养成良好的排尿习惯

老年人日常多饮水，有尿意应及时排尿，不憋尿，养成定时排尿习惯；照护者掌握老年人的排尿规律，定时协助排尿；排尿时，不要催促，注意保护隐私；夜间在床旁放置便器，以方便排尿。

2. 注意防寒保暖，预防感冒

日常生活中，预防各种感染发生，积极治疗易引发尿潴留的疾病。若老年人有排尿不畅或夜尿次数增加，要及时就医，及时发现前列腺增生，并积极治疗。

3. 适当活动，以不劳累为宜

适当活动，尤其是男性老年人不宜久坐，以免前列腺部位血流不畅。

4. 清淡饮食

少吃辛辣刺激性食物，不饮酒；保持大便畅通，因为长时间便秘会压迫膀胱颈部，引发尿潴留。

5. 慎用易引发尿潴留的药物

颠茄、阿托品、溴丙胺太林等可能诱发尿潴留，应在医生指导下用药。若出现排尿不畅或困难，应及时就诊治疗。

6. 心理调节

保持乐观豁达的心情，积极面对生活中的压力和烦恼。

7. 排尿适应性训练

手术后需卧床者，应提前进行床上排尿适应性训练。

（六）老年人发生尿潴留应怎样进行初步处理？

（1）若在家中发生尿潴留，首先要安慰老年人，帮助其消除紧张焦虑情绪，以免影响排尿，加重病情。

（2）卧床老年人可改变体位后排尿（图 5－2－1）。

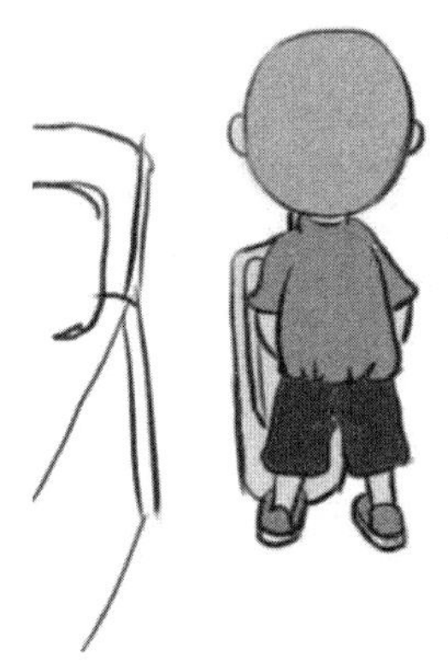

图 5－2－1　站立位排尿

（3）听流水声，诱导排尿。

（4）用温热毛巾热敷下腹部（图 5－2－2），或温水坐浴、温水冲洗会阴部和小腹部等，使腹部肌肉松弛，促进排尿。

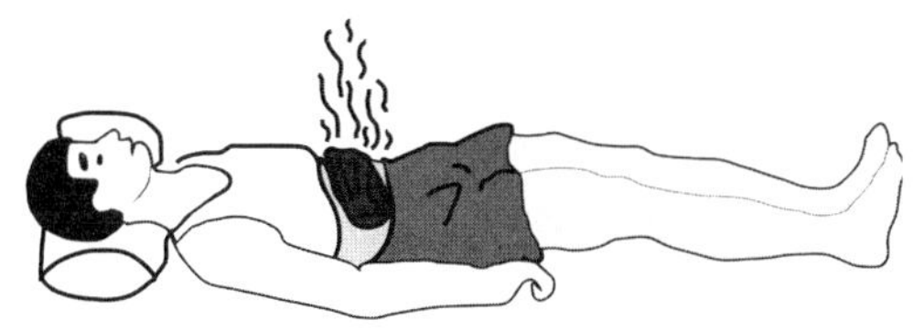

图 5－2－2 热敷下腹部

（七）老年人发生尿潴留时哪些情况下需要到医院紧急就诊？

老年人出现下腹膀胱胀痛、部分尿液渗出、下腹部疼痛，提示可能发生急性尿潴留，初步处理无效，应立即就医进行处理，如进行针灸治疗、中药热敷、膀胱神经和肌肉电刺激治疗等，必要时可安置导尿管帮助排尿，以免出现严重并发症。

（八）老年人尿潴留急救时的误区

1. 发生尿潴留后不及时进行处理

老年人出现排尿困难后，误以为只是一时过于紧张，所以未及时就医，导致严重后果。

2. 发生尿潴留后不正确处理

由于缺乏相关知识，在排尿困难、腹部膨隆的情况下，用外力使劲按压腹部、挤压尿道口、冰块冷敷腹部等，这些粗暴、错误的处理方式会加重病情，耽误治疗。

（九）老年人发生尿潴留后的饮食选择

（1）适当减少饮水，待尿潴留解决后再恢复饮水，养成定时排尿、不憋尿的良好习惯，避免膀胱过度充盈。

（2）清淡饮食，戒烟忌酒。不吃辛辣刺激性食物，不饮浓茶、咖啡等。

二、尿失禁

【典型案例】

李奶奶，62 岁，刚退休，性格随和开朗。最近两个月咳嗽、打喷嚏时尿液会不自主流出，近几天症状加重，大笑、行走或跑步时都有尿液流出。每次外出前都要垫卫生巾。最近整天足不出户，苦恼不已。经家人劝解后到医院老年科就诊，诊断为尿失禁。

【照护问题】

1. 老年人突发尿失禁的原因有哪些？
2. 在生活中如何预防尿失禁的发生？
3. 针对此类老年人，应该怎样照护？

（一）什么是尿失禁？

尿失禁是指膀胱内的尿液无法控制而自动排出，主要因膀胱括约肌损伤或神经功能障碍而丧失排尿自控能力，尿液会不自主地流出。尿失禁分为真性尿失禁、充溢性尿失禁、无阻力尿失禁、反射性尿失禁、急迫性尿失禁以及压力性尿失禁。尿失禁可以发生在任何性别以及任何年龄组，但多发于老年女性。尿失禁不仅影响老年人的生活质量，而且会对老年人的心理造成极大的伤害，被称为“不致命的社交癌症”。

（二）尿失禁带来的不良影响有哪些？

尿失禁往往会影响老年人的身心健康、造成社会活动的不便。虽然不会对生命造成威胁，但由于尿液的长时间浸渍与刺激，会阴部容易发生失禁相关性皮炎，表现为会阴部皮肤红斑、水肿、浸渍、剥脱、破损和水疱形成，常伴有瘙痒或疼痛感，严重者会继发真菌感染。长期受尿失禁困扰的老年人因自身散发出难闻的气味，可能不愿参加社交活动，往往会出现极大的心理压力，如焦虑、抑郁。

（三）尿失禁的高危人群有哪些？

（1）大于60岁的老年人。

（2）超重与肥胖的老年人（体质指数≥24kg/m^2）。

（3）伴有各种疾病的老年人。

①神经系统疾病：脑卒中、帕金森病、老年性痴呆、脑部损伤或脊髓损伤等。

②精神类疾病：抑郁、焦虑等。

③内科疾病：慢性阻塞性肺疾病、心力衰竭、高血压病、糖尿病等。

④泌尿系统疾病：泌尿系感染、膀胱结石或息肉、前列腺疾病、妇科疾病等。

⑤运动系统疾病：膝关节炎、椎间盘突出、骨折等。

（4）使用镇静剂、抗抑郁药的老年人。

（5）遇事易紧张、焦虑的老年人。

（6）长期便秘的老年人，有尿失禁家族史的老年人。

（7）视觉、听觉、认知功能障碍者。

（8）有吸烟、饮酒、阴道分娩史的老年人。

（四）如何发现老年人有尿失禁？

观察老年人内裤有无污迹、身上有无异味、近期是否不愿外出与人接近、是否频繁如厕等。使用尿失禁问卷量表，评估老年人尿失禁的严重程度：轻度，总分≤7 分；中度，总分 8～13 分；重度，总分 14～21 分。

附：国际尿失禁咨询委员会尿失禁问卷量表（ICI－Q－SF 量表）

许多老年人时常漏尿，该表将用于调查尿失禁发生率和尿失禁对老年人的影响程度。请您仔细回想您近 4 周以来的症状，尽可能回答以下问题。

1. 您的出生日期：　　年　　月　　日	
2. 性别：　　男　　女	
3. 您漏尿的次数？（请在与您情况相符项目上打“√”）	
从来不漏尿	0
1 周大约漏尿 1 次或经常不到 1 次	1
1 周漏尿 2 次或 3 次	2
每天大约漏尿 1 次	3
1 天漏尿数次	4
一直漏尿	5
4. 我们想知道您认为自己漏尿的量是多少。在通常情况下，您的漏尿量是多少？（请在与您情况相符项目上打“√”）	
不漏尿	0
少量漏尿	2
中等量漏尿	4
大量漏尿	6

续表

5. 总体上看，漏尿对您的日常生活影响程度如何？［请在 0（没有影响）～10（有很大影响）之间的某个数字上画圈］ 0 1 2 3 4 5 6 7 8 9 10 没有影响 有很大影响
6. 什么时候发生漏尿？（请在与您情况相符项目上打“√”） 不漏尿 未能到达厕所就会有尿液漏出 在咳嗽或打喷嚏时漏尿 在睡着时漏尿 在活动或体育运动时漏尿 在小便完和穿好衣服时漏尿 在没有明显理由的情况下漏尿 在所有时间内漏尿
评分（把第 3、4、5 个问题的分数相加）：__________

（五）老年人发生尿失禁的表现有哪些？

（1）尿频（日间排尿＞8 次，夜间排尿＞2 次，每次尿量＜200 毫升）、尿急，排尿不能拖延与控制。

（2）当咳嗽、打喷嚏、突然变换体位，处于站立状态，上楼梯或跑步时，尿液不自主流出或外溢。

（3）当尿液不自主地流出时，没有排尿的感觉。

（六）老年人日常生活中如何预防尿失禁？

（1）保持乐观、豁达的心情，积极参加社会活动和人际交往。

（2）注意卫生，保持会阴部皮肤清洁干燥，大小便后由前往后擦，以避免尿道口感染。如排尿后发生尿痛、尿频，及时就医。

（3）适当运动，控制体重，进行盆底肌训练，以减轻老年人肌肉松弛所致的尿失禁。

（4）清淡饮食，多食含膳食纤维丰富的食物，防止便秘引起腹压增高，导致尿失禁。

（5）注意防寒保暖，预防各种感染，积极治疗易引发尿失禁的疾病。

（七）尿失禁的日常照护

1. 日常生活的照护

（1）小便：老年人如厕时，应保证照明充分，通道无障碍物，地面干燥。行走困难的老年人应有人陪同。鼓励老年人夜间使用尿壶，尿壶可置于床旁。

（2）休息与活动：注意休息。如病情许可，可适当活动，避免劳累和重体力活动，如提重物、抱小孩等使腹压增加的活动。

（3）饮食：清淡、高蛋白、高纤维、高维生素饮食，不饮浓茶和刺激性饮料。多饮水，每天摄入液体 2000～3000 毫升（心/肾功能不全、肝硬化合并腹腔积液者除外），入睡前少饮水，以免夜间频繁如厕。

2. 皮肤护理

保持皮肤清洁干燥，及时更换衣服、床单、尿垫。排尿后及时清洗会阴部，建议用温水、中性或弱酸性（皮肤呈弱酸性，pH5.4～5.9）的清洁液，待干后涂抹油脂类润肤产品。清洗时动作要轻柔，以免造成皮肤擦伤。

3. 积极治疗原发病

对于可能引起尿失禁的疾病，如脑出血、脑梗死、脑萎缩、脊柱损伤、骨盆骨折、膀胱炎等，应及时治疗。停用可诱发或加重尿失禁而又非必须使用的药物。

4. 正确使用辅助护理用具

（1）护垫、纸尿裤：是最安全的方法，多用于女性，不会对尿道及膀胱造成伤害。但是纸尿裤透气性差，需及时更换，每次更换时要用清水清洗会阴部和臀部（图 5－2－3）。

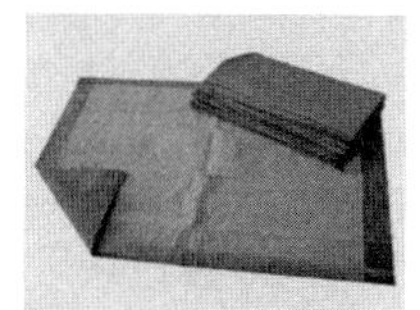

护垫

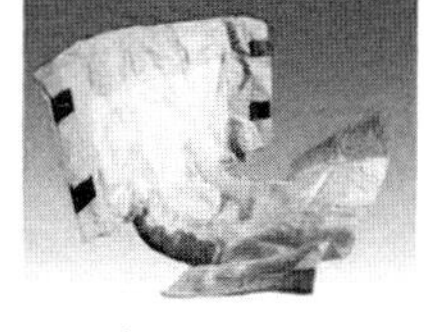

成人纸尿裤

图 5－2－3　尿失禁的护理用具

（2）避孕套式男性尿袋：要根据阴茎大小选择合适的尿袋，使用前清洗会阴部，保持干燥，尿袋固定适宜（图 5－2－4）。

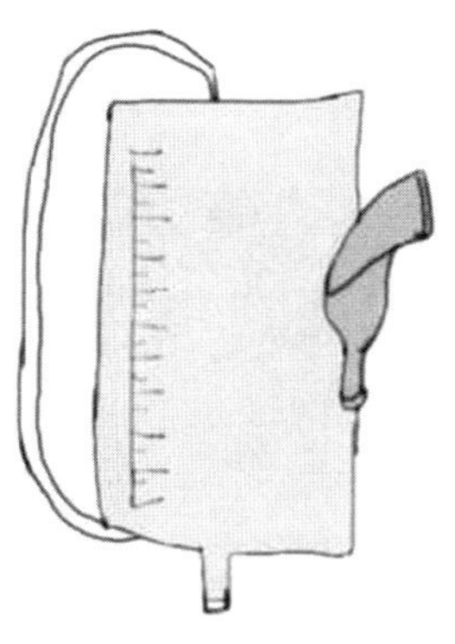

图 5－2－4　避孕套式男性尿袋

（3）保鲜袋式尿袋：适用于无烦躁的男性老年人。使用时注意松紧适宜，不能过紧，一般缝隙为1个或2个手指大小（图5－2－5）。保鲜袋内尿量应少于1/3，每次排完尿，要及时更换，白天1～2小时更换1次，夜间3～4小时更换1次。更换时用温水清洗，保持局部皮肤干燥。

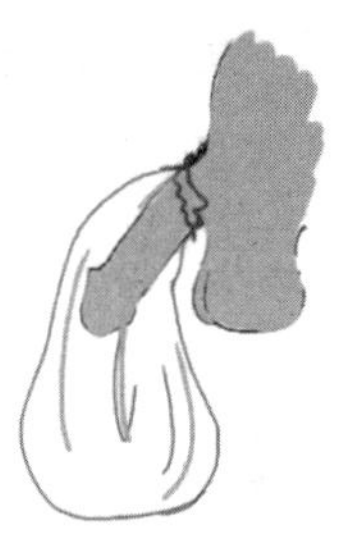

图5－2－5　保鲜袋式尿袋接尿法

（4）漏斗形接尿器：适用于所有老年人。男性把阴茎放进漏斗形的容器中；女性紧贴会阴部，漏斗下部连接尿袋，用带子将漏斗系在腰间（图5－2－6）。漏斗的透气性差，容易造成会阴部皮肤瘙痒、感染、失禁相关性皮炎等，应注意观察周围皮肤情况，保持皮肤清洁干燥。尿袋放置应低于尿道口，以保证引流通畅。

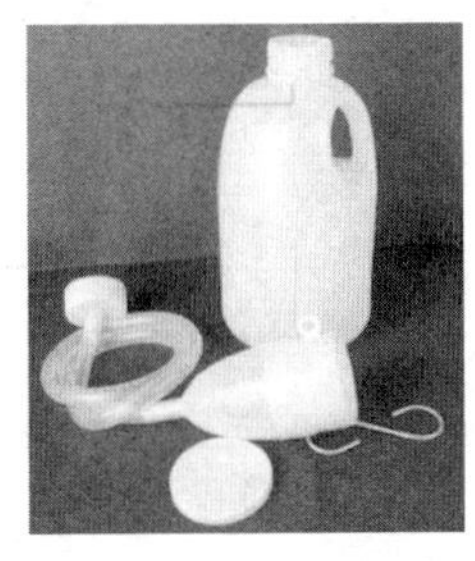

图5－2－6　漏斗形接尿器

（5）留置尿管：适用于有难治性压力性损伤的老年人。

5. 康复护理

（1）盆底肌训练：适用于轻度尿失禁的年轻老年女性，方法是引导老年人进行站位、仰卧位或者屈膝等体位的训练。例如：站位时，指导老年人并拢双膝，吸气时臀部用力缩紧肛门，保持6～8秒，有意识地收缩会阴、阴道、尿道、肛门并上提盆底肌肉，呼气时进行全身放松。3～5次/天，15～30分钟/次。需要注意的是，在进行提肛运动的同时，其他肌肉（如腹部肌肉和大腿肌肉等）也要进行放松。

（2）膀胱行为训练：对老年人的饮水情况、排尿情况进行详细记录，指导其有意识地抑制尿急，以此来延长排尿间隔时间，促进排尿节律的恢复。最开始的排尿间隔时间控制在0.5～1.0小时，之后根据老年人具体的恢复情况，逐渐延长至2～3小时。膀胱行为训练30天为1个疗程。

（3）物理疗法：如盆腔生物学反馈、盆底肌肉电刺激、经皮胫神经电刺激等。

（4）针灸治疗：如毫针、电针、灸法及综合疗法等。

6. 药物治疗

M受体阻滞剂、米拉贝隆、度洛西汀、雌激素、去氨加压素等。

7. 手术治疗

尿道中段悬吊术、阴道前壁修补术、人工尿道括约肌置入术等。

8. 心理照护

理解、尊重、关心老年人，注意保护隐私；关注情绪变化，协助老年人参加户外活动。

（八）老年人发生尿失禁时哪些情况下需要到医院紧急就诊？

当出现会阴部皮肤红肿、皮疹或溃疡等情况时，应及时就医。

（九）老年人尿失禁处理的误区

1. 忽略皮肤护理

未及时清洁、保护会阴部皮肤，导致局部皮肤溃烂，形成难以治愈的失禁相关性皮炎。正确的方法是每次接尿或解除接尿器具后都应清洁会阴部和臀部皮肤，保持皮肤清洁干燥。

2. 发生失禁相关性皮炎后的处理方法不正确

在已经发生了失禁相关性皮炎的会阴部周围涂抹滑石粉、玉米粉等，导致粉剂与汗液、尿液及粪便混合，尿布吸收功能受阻，进一步加重皮肤破损；使用吹风机或烤灯干燥皮肤，导致周围皮肤皲裂。正确处理方法：使用一次性软布，用温水或接近皮肤 pH 值（弱酸性）的产品清洁皮肤，动作轻柔，清洗待干后涂抹油脂类润肤产品。2018 美国伤口、造口、失禁护理学会共识推荐含有氧化锌、二甲硅油、丙烯酸酯三聚物的皮肤保护剂，在肛周喷洒，使其形成透气的保护薄膜，起到阻隔排泄物刺激的作用。

3. 护理器具使用不当

男性尿失禁者，避孕套式男性尿袋及保鲜袋式尿袋系得松紧不当，会导致局部红肿或漏尿。使用纸尿裤的老年人，更换、清洁不及时，会导致失禁相关性皮炎。要注意正确使用各种接尿器具，松紧适宜，定时检查，勤擦洗，勤更换。

4. 不敢饮水

部分尿失禁老年人以为少饮水就会少排尿，就不会漏尿，能减轻尿失禁症状，结果导致尿液浓缩，刺激膀胱，加重病情。正确的做法：白天多饮水，促进排尿反射，锻炼膀胱功能；入睡前少饮水，减少起夜次数；不饮浓茶和刺激性饮料。

（刘晓琴　黄　艳　陈　丽）

第三节　老年人大便的评估与管理

一、便秘

【典型案例】

张爷爷，78岁，长期便秘。张爷爷喜欢服用番泻叶和大黄片来通便，一是因为这些药物效果不错，二是价格便宜。可近来他感觉番泻叶和大黄片的效果差了，加大剂量也收效不大。张爷爷到医院就诊，诊断为“结肠黑变病”。这可把张爷爷吓了一跳：吃泻药也会把肠子吃黑了？

【照护问题】

1. 老年人发生便秘的原因有哪些？

2. 在生活中如何预防老年人便秘的发生？

3. 针对此类老年人，应该怎样照护？

（一）什么是老年人便秘？

老年人便秘是指老年人排便次数减少，同时排便困难，粪便干结，每周排便少于2次，严重者长达2～4周才排便1次。有的老年人排便时间长达30分钟以上，或每天排便多次，但排出困难，并且排便费力，粪质硬结，量少。

便秘是老年人常见的症状，我国老年人便秘患病率约为18.1％，严重影响老年人的生活质量，是危害老年人身心健康的疑难病症之一。老年人以慢性功能性便秘多见，常表现为大便量少、硬、排出困难，老年人不仅有腹胀不适、食欲不振、心烦失眠和头晕等症状，长时间的便秘还可诱发或加重痔疮、肛裂、脱肛、前列腺增生、结肠癌等疾病，甚至可导致急性心肌梗死、脑卒中和猝死的发生，是老年人健康的大敌。对于慢性功能性便秘，养成良好的生活习惯是最有效的防治方法。

（二）为什么老年人容易发生便秘？

1. 消化功能减退

老年人消化系统功能减退，唾液腺、胃肠和胰腺的消化酶分泌量减少，消化吸收功能降低，故进食量相对减少。老年人胃肠反射减弱，腹部及盆底肌肉收缩力下降，使排便乏力。

2. 缺乏膳食纤维

老年人牙齿松动或脱落，饮食过于精细，偏向摄取易消化、营养丰富、软烂无渣的食物，缺乏蔬菜及瓜果等富含水分、膳食纤维的食物，加之一些老年人偏食、食谱单一，不足以形成促使直肠薄膜充盈扩张的机械性刺激，肠蠕动能力减弱，排便反应变少。

3. 肠蠕动缓慢

老年人体力活动减少，或因病长期卧床，肠蠕动功能减弱，排便无力，大便在肠内停留时间过长，所含水分大部分被肠黏膜重吸收，致使大便干燥、坚硬，难以排出。

4. 精神心理因素

精神紧张、心情抑郁、环境改变或生活规律被打乱等，均可能导致老年人神经调节功能紊乱，引起便秘。

5. 肛门直肠疾病

患有痔疮、肛裂的老年人害怕排便时疼痛或出血，总是有意识地控制便意，久而久之便会发生便秘。

6. 体内缺水

老年人感觉口渴的能力下降，在体内缺水时也不会立刻感到口渴，不会及时补水，使得肠道中水分减少，导致大便干燥。

7. 药物因素

老年人由于多病共存，长期服用多种药物，如抗抑郁剂氟西汀、抗酸剂雷尼替丁、利尿剂呋塞米、铁剂、抗帕金森病药物等。这些药物会抑制肠蠕动，引起便秘。

8. 排尿不便

老年人由于前列腺增生、瘫痪、长期卧床，自觉排尿不便而有意控制饮水量，使大便干结。

9. 排便受阻

肠肿瘤阻塞、肠炎、放疗反应、手术创伤致肠腔狭窄、粘连可引起梗阻性便秘。

（三）怎样预防老年人便秘的发生？

（1）适当进行体育锻炼。

（2）每晚睡前顺时针按摩腹部。

（3）定时排便。

（4）合理饮食：多食麦麸、水果、蔬菜、燕麦、玉米、大豆、果胶等含膳食纤维丰富的食物。

（5）配合医生，积极治疗全身性及肛周疾病。

（6）保持良好的心理状态。

（四）怎样照护便秘的老年人？

1. 心理照护

排便是通过神经反射来完成的，焦虑、恐惧和悲观失望等因素均可造成便秘。便秘的老年人常会出现痛苦、烦躁、紧张、焦虑等情绪反应，照护者应在采取帮助排便措施的同时，寻找老年人便秘的心理原因，帮助老年人保持心情舒畅，避免不良情绪的刺激。有明显心理障碍者，应在专业医生指导下进行抗抑郁、抗焦虑治疗。

2. 饮食照护

适当增加脂肪、高膳食纤维食物和水的摄入，有助于防止便秘的发生。脂肪类食物可使大便柔滑，其所含的脂肪酸可刺激肠道平滑肌而使肠蠕动加快。晨起空腹饮一杯温开水，配合腹部按摩或转腰，让水在肠胃振动，可起到通便作用。每天要吃适量的新鲜蔬菜与水果。

定时定量进餐，不食辛辣刺激性食物，粗细搭配，多吃富含膳食纤维的食物。

3. 生活照护

帮助老年人养成定时起居的习惯，不管有无便意，每天都要定时排便。排便时要注意力集中，不要玩手机、听音乐、看报纸杂志。久坐、长期卧床和少动者容易便秘，应适当运动，如散步、打太极、做操等。

常见的适宜的健身运动如下。

(1) 按摩腹部：让老年人平卧放松，从右下腹开始，向上—向左—向下，按顺时针方向按摩腹部，每次 20～30 分钟（图 5-3-1）。

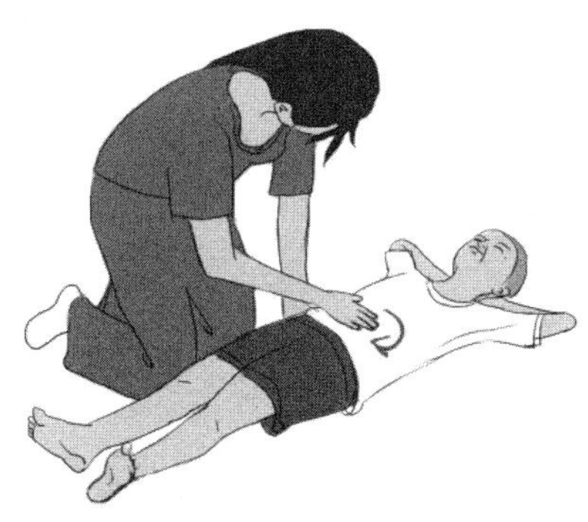

图 5-3-1 按摩腹部帮助排便

（2）收腹鼓腹运动：平卧时深吸气将腹部鼓起，呼气时收缩腹部，反复做10分钟左右。

（3）提肛运动：平卧或坐位时进行收缩肛门运动，即正常排便时的一收一放动作，以锻炼肛提肌的收缩力。

4. 肠道微生态调理

老年人便秘也与肠道动力有关，而肠道动力障碍的重要原因是肠道菌群失调，给老年人进行益生菌等移植，会有很好的调理效果。

5. 药物调理

可服用缓泻剂，如乳果糖、麻仁丸等，最好是交替使用，以免产生药物依赖性。

6. 及时就医

顽固性便秘者须到医院就诊，根据医生的指导采取治疗措施。

（五）使用泻药的注意事项

（1）不能长期单独使用某一种泻药，以免停药后不能恢复排便功能。

（2）忌服有刺激性的泻药，如大黄、芒硝、酚酞等。

二、大便失禁

【典型案例】

赵奶奶，90岁，患有老年性痴呆，大小便失禁，1个月内大便失禁5～6次，非常烦恼，后通过改善饮食生活习惯

（如每天早晨空腹饮 1 杯温开水、炒菜放点芝麻油、避免大量饮食、增加膳食纤维食物的摄入等）和在医生的指导下加强肛门括约肌及盆底肌收缩运动锻炼，失禁情况已有所改善。

【照护问题】

1. 老年人发生大便失禁的原因有哪些？
2. 在生活中如何预防老年人大便失禁的发生？
3. 针对此类老年人，应该怎样照护？

（一）什么是大便失禁？

大便失禁亦称肛门失禁，是指每天至少 2 次不能随意控制的排便和排气，大便或气体不自主地流至肛门外，为排便功能紊乱的一种症状，常见于老年人，发病率约为 1%。老年人大便失禁常见于老年性痴呆或肛门括约肌功能下降者。大便失禁虽不直接威胁生命，但会造成老年人身体和精神上的痛苦，严重干扰其正常生活和工作。住院老年人大便失禁较多见，女性因更年期后雌激素水平降低，大便失禁率高于男性。

（二）为什么老年人容易发生大便失禁？

1. 年龄大

老年阶段，随着年龄的增加，肛门括约肌、盆底平滑肌和韧带的功能逐渐衰退，大便失禁发生率增加。

2. 肠道功能紊乱

肠易激综合征及部分肠结核病老年人，肠道功能紊乱，常有时便秘（肠蠕动缓慢），有时腹泻（肠蠕动过快），或便秘与腹泻交替出现。此外，便秘老年人服用某些药物后可能腹泻，停用药物后往往又出现大便干燥，甚至便秘；便秘老年人使用灌肠术（如开塞露）进行通便时可能出现腹泻，停用后又常出现便秘。

3. 神经组织受损

神经组织受损也可引起大小便失禁，如脊髓受损、多发性硬化症。

4. 其他疾病

直肠或者肛门肿瘤也可能引起大便失禁。

（三）怎样预防老年人大便失禁的发生？

随着年龄的增加，老年人机体逐渐衰老，各个器官功能也渐渐衰退。为预防大便失禁，老年人需注意以下几点。

1. 学做提肛运动

收腹，深吸气，将肛门用力向上提缩 20～30 次，每次维持 1～2 秒。

2. 养成每天排便的习惯

时间最好选在早餐后 20 分钟左右。排便时要集中注意力，不要读书或看报。每次排便时间控制在 10 分钟以内，做到排尽即起，不要养成“空坐马桶”的习惯。

3. 注意饮食

多吃含膳食纤维丰富的食物，如新鲜的蔬菜水果及粗粮；少吃辛辣刺激性食物，以免影响排便，引发痔疮。每天早晨空腹饮一杯温开水润肠。

4. 适当锻炼

教老年人进行肛门括约肌及盆底肌收缩运动，以利于肛门括约肌恢复控制能力。

（四）怎样照护大便失禁的老年人？

1. 环境照护

保持室内空气新鲜，经常开窗通风。

2. 心理照护

主动关心老年人，给予其心理安慰，增强老年人的生活信心，帮助他们渡过难关。

3. 皮肤照护

掌握老年人的排便规律，帮助其按时排便。便后用温水洗净会阴及肛门周围皮肤。使用柔软、透气性好的尿布垫或一次性尿布铺在老年人臀下，及时更换污染的衣物和被单。

4. 适当锻炼

教老年人进行肛门括约肌及盆底肌收缩运动，以利于肛门括约肌恢复控制能力。

5. 饮食照护

注意多为老年人补充营养，鼓励多喝水，多摄入维生素和蛋白质丰富的食物，不要吃辛辣刺激的食物。多选择高蛋白、高热量、易消化、含膳食纤维丰富的食物，如麦麸、水果、蔬菜、燕麦、玉米、大豆、果胶等，易于大便成形，刺激肠蠕动，有助于恢复肠道功能，加强排便的规律性，有效改善大便失禁状况。

（杨　蔚　孙红梅　陈　杨）

第四节　老年人体位及行走的管理

【典型案例】

李爷爷，76 岁，有高血压、冠心病史。平时自己在家口服降压药治疗，最近早上起床后常感头晕、头痛不适，休息后症状缓解。自行测量卧位血压 160/84mmHg，站立位血压 118/70mmHg。今天起床时不慎跌倒在床旁，感头晕、头痛，右侧肢体活动障碍，家属立即将其送往医院检查，头部 CT 结果提示脑梗死。

【照护问题】

1. 体位变化对老年人的影响有哪些？
2. 老年人怎样选择合适的活动方式？
3. 对脑卒中的老年人，如何进行体位及行走上的照护？

一、体位

（一）体位改变对血压有什么影响？

老年人耐受血容量不足的能力较差。失水过多、液体摄入不足、服用降压药或利尿药以后，以及平时活动少和长期卧床的老年人，站立后都容易引起组织血容量灌注不足。

老年人血管弹性纤维减少，血管壁硬化、顺应性下降，且自主神经调节功能减退，当体位突然发生变化时，血压下降过快，导致组织灌注不足，易出现直立性低血压。一方面，直立性低血压可导致老年人晕厥、跌倒，这与老年人群的致残率、死亡率密切相关；另一方面，长期多次直立性低血压发作，会使老年人的重要器官间歇性局部缺血，血流动力学和灌注状态急剧变化，导致器官的永久性损伤，与冠状动脉疾病、心力衰竭、心房颤动、脑卒中、慢性肾病和静脉血栓栓塞症等显著相关，对老年人健康影响较大。

（二）什么是直立性低血压？

直立性低血压又称体位性低血压、直立性脱虚，是指老年人直立位较平卧位时收缩压下降 20mmHg 或者舒张压下降 10mmHg 以上，且持续时间大于 2 分钟，同时伴眩晕、黑矇、视物模糊、心悸、面色苍白、脉搏增快、晕倒、摔伤、晕厥或心绞痛等心脑血管缺血症状。

（三）直立性低血压的照护注意事项

1. 饮食

体质虚弱的老年人应加强营养，合理搭配膳食。如伴有贫血，应纠正贫血，以少食多餐、高蛋白、低碳水化合物、易消化为饮食原则，适当多吃富含铁、叶酸、维生素 B_{12}、维生素 C 的食物，如猪肝、蔬菜、水果等。注意规律饮食，餐后适当休息。

2. 起居

起床时头晕眼花的老年人应先活动四肢并搓面、揉腹，半分钟后缓慢坐起，休息半分钟后再下床，站立半分钟才走动（起床“三步曲”原则）。

因直立性低血压易发生在早晨，起床时更应注意。有直立性低血压倾向者可逐渐抬高床头，保持半卧位，增强对直立的耐受力。睡觉时，可将床头抬高 15°～20°，以促进脑血管对血流的自主调节。变换体位的地方做好防护措施，如在床边设防护栏、行走时用拐杖，变换体位时最好有家属帮助。

3. 锻炼

老年人根据自身情况选择锻炼方式和活动量，但应避免长时间处在站位、坐位或高温环境。若出现头晕、黑矇等现象，应立即停止运动。

4. 沐浴

洗浴时，浴室应铺防滑垫，最好让老年人坐着淋浴；水温不宜过高，以 40℃左右为宜；时间不可太长，以 10～15

分钟为宜，时间过长易发生胸闷、晕厥等意外。沐浴应在进餐 1 小时后进行。沐浴时最好有人陪伴，不要反锁门窗。沐浴结束之后，不得马上起身，应坐着适应 2～3 分钟之后再慢慢站立。因为沐浴之后，全身血管扩张，若此时快速转变体位，极易因直立性低血压发生意外。

5. 排泄

老年人常因便秘、上厕所时间过长，便后突然站立时发生直立性低血压。照护者应重视老年人的便秘问题，应保证老年人的饮水量，增加含丰富膳食纤维和 B 族维生素的食物摄入，避免进食浓茶、辛辣刺激性食物。若发生便秘，可选用缓泻剂。排尿后不可立刻站起，因排尿后腹压骤减，回心血量减少，致血压下降，也易引起直立性低血压。

6. 服药

老年人往往多药共用，应密切关注其用药情况，如胰岛素、α-受体阻滞剂、β-受体阻滞剂、钙通道阻滞剂、抗抑郁药、利尿剂、抗帕金森病药、血管扩张剂和部分抗肿瘤药等易诱发直立性低血压。因此开始用药、增减剂量时，照护者要密切观察老年人的状态，服药后最好能卧床休息一段时间。

7. 急救措施

一旦出现晕厥症状，应就地平卧，松解衣领，适当保温，禁止搬动，必要时可拨打 120，根据医生的提示积极采取相应的救护措施，以防止并发症的发生。

二、运动

缺乏运动是老年人易患慢性病的主要原因之一。适当的运动有助于保持良好的肌张力，增强运动系统的强度和耐力，保持关节弹性和灵活性，增强全身活动的协调性，控制体重，避免肥胖；适当的运动还可以加速血液循环，提高机体氧合能力，增强老年人的心肺功能，促进消化，预防便秘，还有助于缓解心理压力，促进身心放松，有助于睡眠，并减缓老化过程和慢性病的发生。

（一）老年人的运动项目及运动量

老年人运动的目的是活跃生理功能，加强自我保健，预防疾病。适宜的运动量，对保证老年人运动的有效性和安全性具有重要作用。

1. 运动项目

在体育运动的诸多项目中，老年人可根据自己的兴趣爱好选择，以缓和、中小强度的有氧运动为主，如健步走、打太极拳、骑自行车、打门球、做体操、游泳、打网球、打高尔夫球、跳广场舞等。

不同运动项目对老年人体质的改善情况如下。

（1）步行：对体质指数等身体形态指标的改善最大。

（2）球类：对肺活量和握力的改善最大。

（3）武术、气功：对腰臀比、血压、反应时间、体前屈的改善最大。

（4）自行车：对心脏功能、肺活量及力量素质的改善最大。

2. 运动强度

老年人运动时的心率建议控制在110～130次/分。计算运动时心率应采用测10秒心率乘以6的方法。

(1) 老年人的心率能在运动结束后3～5分钟恢复至运动前的水平，并感觉轻松愉快或稍有疲劳，食欲增加，睡眠良好，说明运动适量。

(2) 运动时不出汗，脉搏次数不增加，运动结束后3分钟内心率恢复至运动前的水平，说明运动量过小。

(3) 运动后感觉疲乏，出现气促、食欲减退，甚至胸闷、气促、心绞痛等，心率需10分钟以上才能恢复至运动前的水平，说明运动量过大。

还可采用最适宜运动心率来评估运动强度是否适宜。

(1) 龄减算法：最适宜运动心率＝170（身体健壮者可用180）－年龄。例如，年龄为60岁的人，运动时心率可控制在每分钟110～120次/分。

(2) 最适宜运动心率：理论上最适宜有氧运动心率范围为最大心率的60％～80％，最大心率＝220－实际年龄。

对老年人来说，最适宜运动心率的计算还应考虑其休息时的安静心率，安静心率可以在早晨起床前测量。老年人最适宜运动心率＝心率储备×（60％～80％）＋安静心率；心率储备＝最大心率－安静心率。

3. 运动持续时间

有研究表明，每天工作之余抽出30分钟运动，和每天分3次运动，每次持续10分钟的运动效果是一样的。通常20～60分钟是相对适宜老年人的运动持续时间。当强度增大时，运动持续时间可相应缩短，反之则增长。老年人身体锻炼一般倾向于小强度长时间运动。

4. 运动频率

每周只进行一次运动，虽然次数很少，也能提高耐力，但运动效果不如进行 2 次，2 次不如 3 次，如此类推，频率越多，效果越明显。但是老年人的机体特点决定不能过于频繁，易造成疲劳，建议老年人每周运动 3～5 次。

（二）老年人运动的正确方法

参加运动绝不能急于求成，而应该有目的、有计划、有步骤地进行，日积月累，这样才能取得满意的效果。

1. 运动类型

老年人可以根据自己的年龄、体质、场地条件，选择适当的运动项目，也可将运动贯穿于日常的购物、家务劳动和园艺工作中。

2. 循序渐进

从不费力的运动开始，逐渐增加运动的量、时间、频率。每次增加新的运动内容时，都应该先评估对于此项运动的耐受性。

3. 持之以恒

通过运动增强体质、防治疾病，要有一个逐步积累的过程。取得疗效后，仍需坚持运动，以保持和加强效果。

4. 运动时机

最好选择在上午九、十点钟，此时空气新鲜、精神饱满，利于运动。避免晨起空腹运动，以免因低血糖晕倒、跌倒。一些小规模研究发现，老年人餐后20～30分钟间断进行低强度的运动，有助于提高心输出量，减小收缩压的下降幅度和降低跌倒的发生率，但运动量过大则会起到相反的作用。

5. 运动场地与气候

尽可能选择空气新鲜、安静清幽的公园、庭院、湖滨等地运动。注意气候变化，夏季户外运动要防止中暑，冬季则要预防跌倒和感冒。避免到人少、光线昏暗之处或者拥挤的马路边缘运动，以免发生意外。

6. 运动时的穿着

运动时应穿防滑鞋，裤子长短合适。

7. 其他注意事项

老年体弱、患有多种慢性病，如白内障、冠心病等者，应请医生检查，并根据医嘱进行运动，以免发生意外。有下列情况者应暂停运动：患急性疾病，出现心绞痛或呼吸困难，精神上受到较大刺激，情绪激动或悲伤。糖尿病患者运动时应随身携带一些糖果，以应对突发的低血糖症状。

（三）老年人运动的常见误区

1. 运动强度过大

运动时出现胸闷、气促、心绞痛，运动后感觉非常疲劳，说明强度过大。

2. 运动方式不当

老年人频繁上下楼梯、爬山，会增加下肢骨关节疾病的发生风险。

3. 运动时间不当

老年人空腹或饱餐后立即活动，会增加低血糖、肠痉挛的发生风险；眼前进行剧烈活动，会影响睡眠。

（四）患病老年人的运动

一些疾病可致使老年人出现运动障碍，长期卧床的老年人，容易出现废用性肌萎缩、深静脉血栓形成等并发症。因此，要帮助老年人尽早活动，以维持其活动能力。

1. 瘫痪老年人

一般说来，手杖适用于偏瘫或单侧下肢瘫痪的老年人，前臂杖和腋杖适用于截瘫的老年人。步行器的支撑面积较大，较腋杖的稳定性高，多在室内使用。

步行器的选择：

（1）上肢肌力差、不能充分支撑体重者，应选用腋窝支持型步行器。

（2）上肢肌力较差、提起步行器有困难者，可选用前方有轮型步行器。

（3）上肢肌力正常、平衡能力差的截瘫者，可选用交互型步行器。

2. 制动老年人

制动状态很容易导致肌力下降、肌萎缩，应尽可能在最小范围内制动，在不影响治疗的同时，尽可能地做肢体的被动运动或按摩，争取早日解除制动状态。

3. 不愿甚至害怕活动的老年人

唯恐病情恶化而不愿活动的老年人为数不少，对这类老年人要耐心说明活动的重要性以及对疾病的影响，让其理解“生命在于运动”的真理，让老年人一起参与活动计划的制订。

4. 痴呆老年人

很多人期望痴呆老年人在一个固定的范围内活动，因而对其采取了许多限制的方法。然而活动范围的限制往往会加重病情。照护者应该认识到，提高痴呆老年人的活动能力，增加他们与社会的接触机会，可以延缓病情的发展。

三、脑卒中老年人的体位及行走管理

稳定期的脑卒中老年人，应尽早进行心肺功能和力量训练，包括被动活动训练和主动活动训练，如重复的站立—坐下训练、渐进抗阻力训练等。对于能够行走的脑卒中老年人，更应鼓励其进行行走训练，以尽早实现平衡能力和移动能力的恢复。

（一）床上体位

1. 平卧位

将老年人的头放于枕头上；抬高患侧肩关节，将一个枕头放在患侧肩下，预防后缩；患侧上肢放于枕头上，肘伸直，手心向下，手指展开；臀部下面放一个枕头，预防骨盆后缩或下肢外旋；膝关节下放一枕头，使膝关节略屈曲，防止下肢外旋；踝关节中立位，背伸 90°（图 5－4－1）。

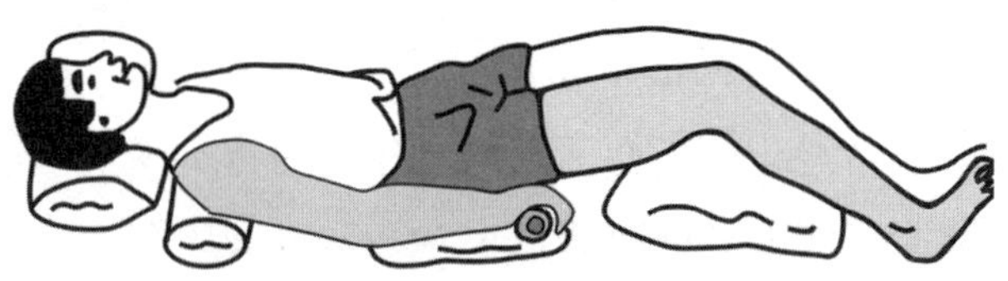

图 5－4－1　脑卒中患者的平卧位姿势

2. 健侧卧位

将老年人头部放于枕头上，躯干与床垂直；将一个枕头放在患侧上肢下，肘、腕关节及手指伸直，手心向下；健侧上肢在最舒适的位置；下肢平放在床上，髋关节微屈曲，膝关节半弯曲，取自然的半屈曲位（图 5－4－2）。

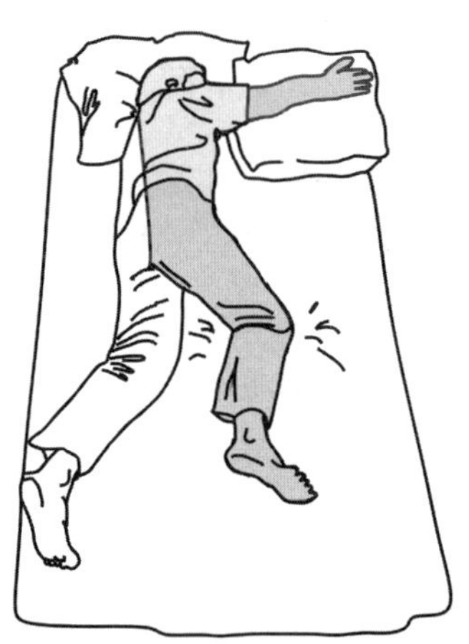

图 5－4－2　脑卒中患者的健侧卧位姿势

3. 患侧卧位

患侧肢体处于下方，肩向前，不能向后，肘伸直，患侧手指张开，掌心朝上，用枕头支撑后背来加强躯干的平衡，健侧下肢在前，患肢在后屈膝，两膝关节之间垫软枕，脚掌和小腿尽量保持垂直。患侧卧位不要超过1小时。

（二）床上翻身

脑卒中老年人或其他原因导致卧床的老年人，如果不能自行翻身，照护者应当帮助其翻身、拍背，促进老年人的血液循环，帮助其取舒适的体位，维持肢体的正常功能，避免关节僵硬、肌肉挛缩以及压力性损伤的发生。每2小时为老年人翻身一次，翻身时应注意床挡保护，避免发生坠床。

1. 翻身前的准备

为卧床老年人翻身时，应先向其说明用意和配合方法。若带有胃管或导尿管，要先放好管道，避免拉扯脱落。翻身前准备好大小不一的枕头或靠垫。

2. 一人协助翻身方法

仰卧位转至侧卧位：照护者站患侧，将老年人的双手放于胸前，双腿弯曲，照护者一手伸入老年人腰部，另一手伸入老年人肩部下方，用前臂将老年人迅速抬起，移到靠近自己的一侧，然后照护者转向床的另一侧，将老年人的头部和肩部转向照护者一侧。侧卧位的肢体摆放如上文所述。

3. 二人协助翻身方法

两名照护者站在老年人的同一侧，一人托住老年人的肩颈部和腰部，另一人托住老年人的臀部和膝关节后侧，两人同时用力抬起老年人并移向自己这一侧，然后一人转向床的另一侧，两人协助将老年人翻向对侧，并垫上软枕。

4. 卧床老年人的翻身要领

（1）托重心、用合力，不抓、不捏、不拖，找空隙。

（2）防碰撞、不擦皮，既轻又稳亦省力。

（3）每 2 小时翻身一次。皮肤发红、水肿、消瘦者需增加翻身频率。

（4）平卧位—左侧卧位—右侧卧位交替进行。

（三）床上活动

（1）可以在床上进行矫正活动，方法如下：老年人取仰卧位，由健侧上下肢带动患侧上下肢活动（图 5－4－3）。抬起臀部，抬起躯干，增加对肩的压力，迫使肩向前，上臂外旋，对抗异常的肩退缩和上臂内旋并用足掌推床（图 5－4－4）。

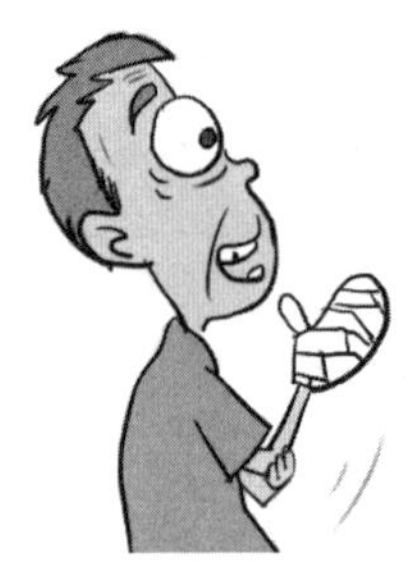

图 5－4－3　健侧肢体带动患侧肢体活动

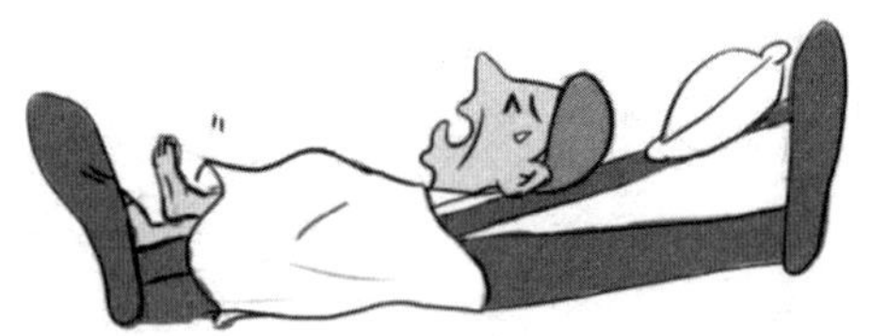

图 5－4－4　两足掌推床

开始时，老年人不一定能自己抬起臀部，此时，照护者可一手按住患者双足，另一手抬起患者的臀部，帮助其完成矫正动作。

（2）躯干活动：髋与肩做反向运动，头、肩向左，下肢与髋向右；头、肩向右，下肢与髋向左。可由照护者帮助，或由老年人自己的健侧腿带动患侧腿来翻转。

（四）卧位变为侧坐位辅助方法

照护者在老年人健侧扶住其双肩，老年人健侧下肢插入患侧小腿下方，在照护者的帮助下，老年人健侧腿带动患侧腿向健侧翻身，并用健肘支起上身；在照护者的扶持下，老年人用健侧腿把患侧腿勾到床边，垂于床沿，然后用健侧上肢支撑坐起（图 5-4-5）。切记不能硬拉患侧手。

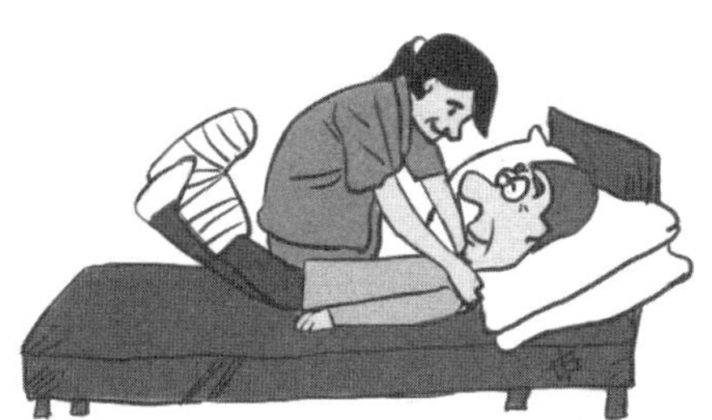

图 5-4-5 卧位变为侧坐位辅助方法

（五）坐位变为站位辅助方法

（1）辅助站立：照护者用膝抵住老年人的患侧膝部以防滑脱，一手托住老年人患侧的腹下为宜，另一手扶住老年人的腰背部，让老年人健侧手搭在自己肩上扶持站起（图 5-4-6）。

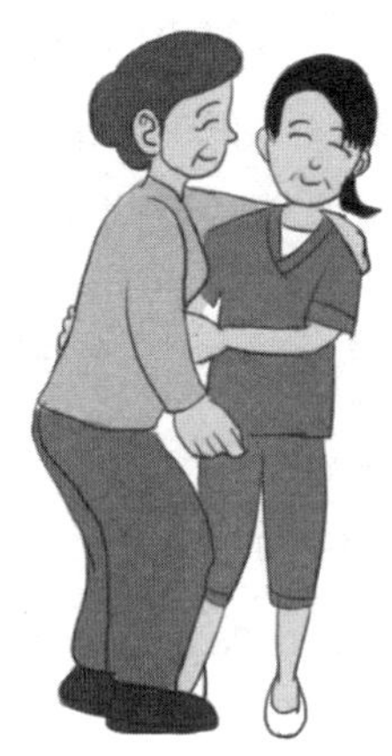

图 5－4－6　帮助老年人站立

（2）借助家具站立：脑卒中老年人还可借助家中的椅子和桌子站立。

①健侧手辅助，按在小椅子上慢慢站起（图 5－4－7）。

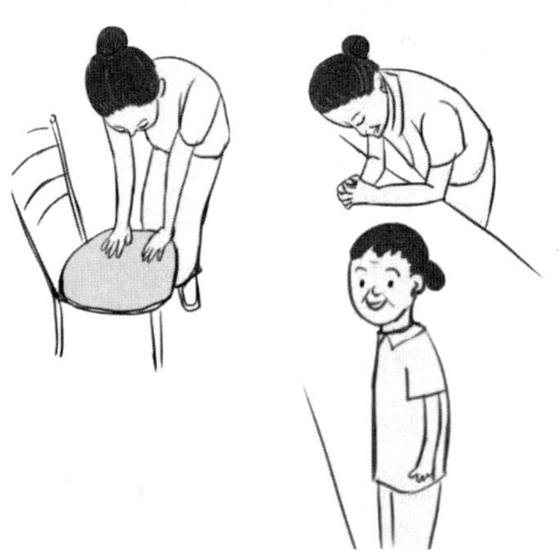

图 5－4－7　借助家具站立

②两手十指交叉相握，连肘带腕放在桌面上，支撑住上

身重量；再双手按在桌面上，逐渐伸肘，全身站起（图 5-4-7）。

(3) 老年人自己站起：双足分开（同肩宽）平放在地，患足稍后，双手十指交叉相握，患指在上；双肘前伸，继续前倾上身，使重心逐步前移，臀部离开椅面，双腿同时用力慢慢站起。

（六）行走

照护者扶持老年人行走：初练时，采用面对面扶持的方式较为安全；如条件成熟，在老年人患侧扶持既安全，又能增强老年人的独立感。扶持的方法：用一手握住老年人的患手，使患手掌心向上；另一手放在老年人腹下和胸前，手背靠在老年人胸前，照护者与老年人一起缓慢行走（图 5-4-8）。

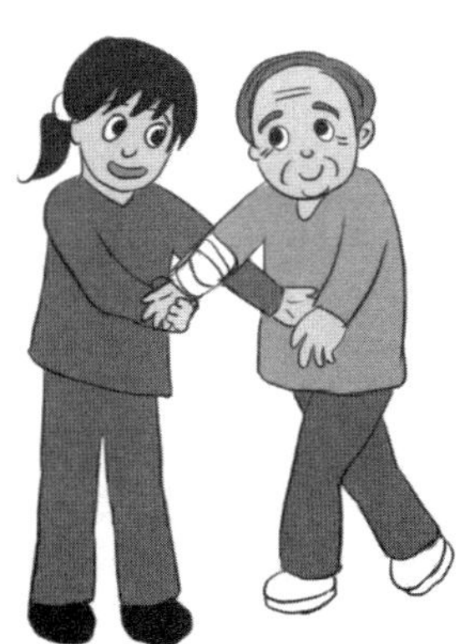

图 5-4-8 协助老年人行走

（七）脑卒中老年人异常姿势运动疗法

脑卒中老年人常有一种异常的姿势——患侧上肢下沉后缩，垂于胸腹前，手指呈轻握拳状；患侧下肢骨盆上抬，髋、膝关节伸直，足掌向后，足跟离地与足尖着地。克服异常姿势的方法：

（1）上肢采取上抬肩部，上臂往外稍离躯干侧面，弯曲肘部，伸直手腕，掌心向上，手指伸直并分开。

（2）下肢采取骨盆和髋往前，大腿向内夹紧，膝关节稍微弯曲，足掌尽可能向下，足跟尽量不离地，足尖尽量提起不落地。

（3）锻炼因人而异，量力而行，一般每次锻炼时间在30分钟左右，每天练习2次以上。

四、脑卒中老年人的现场急救

（1）保持安静，绝对卧床，勿枕高枕，避免不必要的搬动，尤其要避免头部震动。

（2）确保气道通畅，千万不要喝水、吃药，以免误入气道引起窒息。对于昏迷的老年人，应采取侧卧位，头偏向一侧，以防止因舌后坠、呕吐等造成窒息。

（3）及时送医，对有适应证且无禁忌证的脑梗死者进行及时的溶栓治疗，可使严重致残率和病死率下降20%左右；颅内出血者发病后3～4小时内进行早期止血治疗，能够抑制继续出血，使血肿最小化。

（张　婷　刘　秀　胡春艳　罗春蓉）

第五节 老年人睡眠障碍的评估与管理

【典型案例】

刘爷爷，78岁，平日喜喝浓茶，约40年烟、酒史，白天很少外出活动，晚上经常看电视到深夜，偶尔服用帮助睡眠的药物，夜间醒后便很难入睡。刘爷爷自己感觉睡眠不好，白天困倦没精神。

【照护问题】

1. 老年人发生睡眠障碍的原因有哪些？
2. 在生活中如何应对睡眠障碍？
3. 对睡眠障碍老年人，应该怎样照护？

一、什么是睡眠障碍？

睡眠障碍是指与睡眠相关的解剖结构发生病变或生理功能紊乱，引起睡眠量的异常或在睡眠中出现异常行为。

睡眠量的异常分两类，一类是睡眠过度，如各种脑病、内分泌障碍、代谢异常引起的嗜睡状态或昏睡，以及因脑部病变所引起的发作性睡病，这种睡病表现为经常出现短时间（一般不到15分钟）不可抗拒性的睡眠发作，往往伴有摔倒、睡眠瘫痪和入睡前幻觉等症状；另一类是睡眠量不足的失眠，常表现为入睡困难，浅睡、易醒或早醒，神经衰弱、焦虑、抑郁者常伴有失眠。

睡眠中出现一些异常行为，如梦游症、说梦话、夜惊（在睡眠中突然骚动、惊叫、心跳加快、呼吸急促、全身出汗、定向错乱或出现幻觉）、梦魇（做噩梦）、磨牙、不自主笑、肌肉或肢体不自主跳动等。

调查显示，57%的老年人存在睡眠障碍。老年人的睡眠障碍分为三种类型。

（1）非病态睡眠障碍：会引起较少和短暂的主观上的不适感。主要是因进入老年期后，睡眠时间随着年龄的增长而减少；旅行时由于时差而使睡眠时间减少；或因睡眠环境变化而产生境遇性睡眠障碍等。

（2）病态假性睡眠障碍：指老年人持续1周以上有睡眠时间明显减少的主观体验，而他们的实际睡眠时间并无减少，因而又称缺乏睡眠障碍，这是一种完全的心理障碍。

（3）病态真性睡眠障碍：表现为入睡困难、易醒或早醒。其中入睡困难是指入睡的时间比平时晚1个小时及以上；易醒是指在入睡过程中觉醒的次数比平时多，且无法很快再次入睡；早醒是指比平时提前醒来1个小时及以上。这三种现象中有一种及以上则可认定为病态真性睡眠障碍。

二、为什么老年人容易发生睡眠障碍？

（一）生理因素

随着年龄的增长，老年人的睡眠模式逐渐发生变化，表现为早睡、早起（即睡眠时间提前）。同时，在一昼夜中，夜间睡眠减少，白天睡眠时间增多，睡眠时间重新分配。因此，老年人容易发生睡眠障碍。

（二）疾病及药物相关因素

老年人随着年龄的增长，身体功能下降，器官功能减退，罹患疾病的可能性显著增高。疾病引起的疼痛、焦虑、恐惧是导致睡眠障碍的重要原因。咳嗽、气促、尿急、尿频、强迫体位、因病重或瘫痪而长期卧床会明显降低老年人的睡眠时间或睡眠质量。而由于患病，老年人经常需要服用多种药物，而这些药物本身可能会给睡眠带来不良影响，从而导致睡眠障碍，如抗帕金森病药、普萘洛尔、西咪替丁、干扰素、泼尼松等易引起老年人失眠。另外，由于睡眠质量不好，老年人服用安眠药的比例达10%～27%，且部分老年人盲目使用安眠药及加大药量。因此药源性问题已成为影响老年人睡眠质量的一个重要因素。

（三）环境因素

老年人对环境的改变较为敏感，室温过高或过低、光线太明亮、嘈杂、陌生的环境、卧具不适（床垫过硬、被褥过厚或过薄），都容易造成老年人境遇性睡眠障碍。

（四）社会—心理因素

家庭关系不融洽、担心疾病、焦虑、抑郁等均会影响身体健康，导致睡眠障碍。越失眠越想早点睡着，反而更睡不着。

（五）其他因素

不科学的睡眠行为，如睡眠时间无规律、午睡时间过长、睡前过度劳作以及睡前饮用含咖啡因的饮料、浓茶、酒等，会影响睡眠质量。此外，睡眠障碍也与某些精神类疾病密切相关，睡眠障碍是诊断抑郁与焦虑有意义的体征，同时还是精神分裂症的早期临床症状。部分老年人还可能因为思维认知能力的下降，将已睡误认为未睡，出现病态假性睡眠障碍。

三、老年人出现睡眠障碍应怎样进行照护?

（1）创造良好的睡眠环境，保持室内适宜的温度、光照、湿度，空气清新，被褥厚薄合适，衣物舒适；减少噪声。

（2）早睡早起，白天保持居室明亮，适当增加活动，减少卧床时间，鼓励老年人参与力所能及的日常活动和体力劳动。

（3）养成午睡的习惯，午睡的时间控制在20～40分钟为宜。床只用来睡觉，不要躺在床上看书、看电视、玩手机等。

（4）老年人应按时进食，避免食用引起神经兴奋的物质，如咖啡、浓茶、烈酒、烟草等；避免睡前多饮多食。

（5）保持良好的情绪状态，睡前减少刺激，以免情绪激动。可听收音机或者看轻松的书籍，用热水泡脚20分钟左右或热水浴（图5-5-1）。

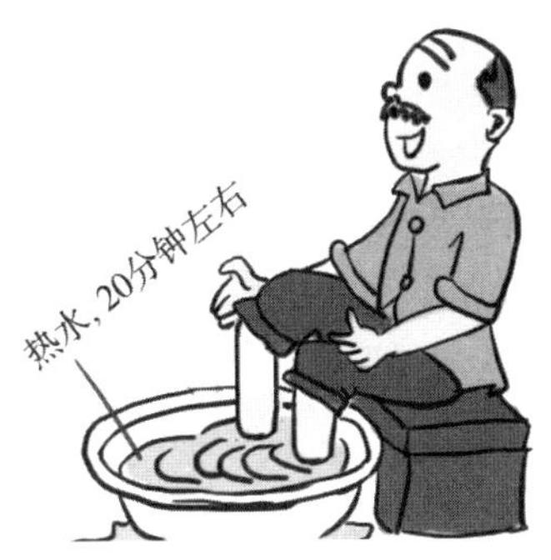

图 5－5－1 睡前热水泡脚 20 分钟左右

（6）睡前 2 小时可进食温热的牛奶以帮助睡眠。

（7）分析睡眠障碍的原因，是情绪激动，还是心情不好，安慰老年人，介绍睡眠障碍并非很严重的疾病，短时间内少睡 1 小时或者几小时没有关系。帮助老年人寻找合理、有效的入睡方法，给予心理暗示、情感支持、心理疏导，鼓励其倾诉内心的不悦，使他们有依赖感和安全感，消除焦虑、抑郁情绪。

四、老年人睡眠障碍的饮食选择

（一）富含 B 族维生素的食物

维生素 B_2、维生素 B_6、维生素 B_{12}、叶酸及烟酸，都被认为可以帮助睡眠。维生素 B_{12} 有维持神经系统健康、消除烦躁不安的功能。含 B 族维生素丰富的食物有酵母、全麦制品、花生、核桃、绿叶蔬菜、牛奶、肝、牛肉、猪肉、蛋类等。

（二）富含色氨酸的食物

色氨酸（一种必需氨基酸）是天然安眠药，它是大脑制造血清素的原料。血清素能让人放松、心情愉悦，减缓神经活动而引发睡意。因此，想要一夜好眠，睡前不妨吃点富含色氨酸的食物，如牛奶、小米、全麦面包、香蕉、优酪乳、海藻、大豆、蘑菇、香菇、木耳、紫菜、莲子、葵花籽、鱼片干、虾米等。

（三）富含钙和镁的食物

钙摄取不足不仅会增加骨质疏松症的发生风险，也可能让人睡不好。研究发现，钙摄取不足的人容易出现肌肉酸痛及失眠。人体内的镁含量过低时，会失去抗压能力。适量摄取维生素D有助于钙的吸收。每天要坚持喝牛奶，多吃带骨小鱼、绿叶蔬菜及豆类。从香蕉及坚果类中可以摄取镁，偶尔吃点巧克力也不错，但不要过量。

（四）富含褪黑素的食物

褪黑素是大脑中松果体分泌的一种物质，可以帮助调节睡眠周期，使不正常的睡眠情况得到改善。褪黑素可以从食品中所含的色氨酸转化而来，富含色氨酸的食物就是褪黑素的良好来源。除富含色胺酸的各种食物外，葡萄中也含有褪黑素。

五、老年人发生睡眠障碍时哪些情况下需要到医院就诊？

老年人长时间频繁出现入睡较慢、多梦、易醒、再入睡困难，起床后感觉全身疲乏、烦躁、易怒等，应及时去医院就诊，在医生的指导下选择合适的药物进行治疗。药物的使用和停止都应该在医生及专业人士的指导下进行，不要突然停药或者大剂量用药，以防止“反跳”现象的出现。尽量避免同时服用多种同类药物。

六、老年人睡眠障碍认知的误区

1. 把睡眠少、失眠当成一种负担

有的老年人每天只要躺在床上就想自己肯定睡不着，这样反而会加重失眠。实际上老年人睡眠少而浅是一种正常的生理现象。一般来说，老年人夜间睡眠 5 小时，午间睡眠 1 小时左右，就足够了。

2. 拒绝服用辅助睡眠的药物

有的老年人担心药物会引发老年性痴呆或者药物成瘾，拒绝服用辅助睡眠的药物。其实这是错误的认知，长期睡眠不足才会导致多种疾病的发生和发展。

3. 追求长时间的睡眠

很多老年人一味追求长时间的睡眠，睡醒后也久卧不起，这样反而会更加焦虑，加重心理负担，形成恶性循环，进一步加重睡眠障碍。每天早晨醒后应该立即起床，不必在乎睡眠时间的长短。

（赖　娟　胡　雪　黄武友）

第六节　老年人听力障碍的评估与管理

【典型案例】

王爷爷，73岁，退休前是一名配音员。5年前开始出现耳朵“嗡嗡”响，看电视时家人都能听见的音量，王爷爷却听不清楚。大家都认为这是老年人的正常现象，未引起重视。随着时间的推移，王爷爷发现自己的听力越来越差，尤其在人多的广场或餐厅，很难听清别人说话，甚至有时还听错别人说的话。王爷爷变得不想出门，沉默寡言，与家人交流也变少了，生活受到很大的影响。家人劝王爷爷去医院就医，老人家总是很抗拒，说：“我老都老了，又不去哪儿，聋就聋吧，哪个老了不聋的。”为此，家人很苦恼。

【照护问题】

1. 老年人发生听力障碍的原因有哪些？
2. 在生活中，如何延缓听力障碍的发生？
3. 针对听力障碍老年人，应该怎样照护？

一、什么是听力障碍？

听力障碍是指听觉系统中的传音、感音及对声音进行综合分析的各级神经中枢发生器质性或功能性异常而导致的不同程度的听力减退。听力严重减退，双耳不能听到任何声音，称为聋；听力障碍未达到此严重程度，则称为听力减退。

WHO估计，到2025年，全球60岁及以上人口将达12亿，将有超过5亿人受到听力障碍的影响。2016年一项我国四省调查研究发现，听力障碍患病率随年龄增长显著升高，60～74岁老年人占比53.65%，男性高于女性，可能与社会分工中男性工作环境较女性复杂、环境相对嘈杂有关。

二、听力障碍有哪些危害？

老年人听力障碍可引起听觉言语交流能力减退和生活质量下降等一系列严重问题，导致老年人社会交往减少，对周围事物不感兴趣，变得多疑、猜忌和自卑，甚至出现焦虑、抑郁等心理问题以及社会隔离现象。在有听力障碍的老年人中，认知功能下降也比较常见，同时对日常生活中的危险警告声的感知能力也可能减弱，给老年人带来安全风险。

三、为什么老年人容易发生听力障碍？

（一）与年龄的增长有关

1. 听觉器官功能的衰老退化

随着年龄的增长，老年人全身器官组织趋于退化，听觉器官的功能也发生退行性改变。

2. 代谢障碍

随着年龄的增长，机体的代谢开始出现障碍，听觉器官的营养物质供给不足，导致内耳感受器萎缩变性，从而引起听力障碍。

（二）动脉硬化

高血压、冠心病等心血管疾病使老年人动脉血管发生粥样硬化，引起听神经的组织变性，从而引起听力障碍。调查显示，70％的听力障碍老年人有动脉粥样硬化，动脉硬化程度越重，听力障碍越严重。

（三）耳毒性药物的使用

老年人对药物的吸收、分布、代谢、排泄均发生改变，肝肾代谢和清除速度明显降低，使药物蓄积，长期使用耳毒性药物可导致听力障碍。耳毒性药物有：氨基糖苷类抗生素、高剂量的利尿剂、抗肿瘤药（长春新碱等）、解热镇痛抗炎药（阿司匹林、吲哚美辛等）。但阿司匹林类耳毒性药物引起的听力损失在停药后可恢复。

（四）噪声损伤

长时间的噪声接触，可导致听力下降和耳鸣的发生。

（五）不良的饮食习惯

咖啡因和乙醇对内耳有损害，可引起听力受损；吸烟易造成内耳毛细胞缺氧，影响听力；微量元素锌缺乏，可能影响耳蜗功能，导致听力减退。

（六）精神紧张和过度疲劳

担心疾病、睡眠差可引起老年人精神紧张和疲劳感，当长期处于精神高度紧张和身体疲劳状态时，易发生耳鸣加重，持续性的耳鸣容易导致听力下降。

（七）耵聍阻塞外耳道

耵聍（俗称“耳屎”）阻塞是最容易治疗，也是最容易被忽略的原因。耵聍通常影响低频声音，使已经存在的听力障碍更加复杂。

（八）耳科疾病

如耳硬化症可引起骨链的固定，进而导致传导性听力障碍。

（九）其他

颅脑外伤、脑血管意外、脑血管硬化或痉挛在老年人群中发生率高，易导致耳聋。

四、如何发现老年人有听力障碍?

老年人有听力障碍的表现：

（1）感觉别人说话嘟哝或声音太轻，总习惯将头转向讲话者一侧。

（2）只听得见声音，但不知道说了些什么，在嘈杂环境中表现明显。

（3）经常听错别人所说的话，出现答非所问的现象。

（4）经常要求别人重复刚刚说过的话，不时发出“什么”“啊”的声音。

（5）经常被抱怨电视机或收音机音量太大。

（6）小声说话听不见，但大声说话又觉得受不了。

（7）经常出现耳鸣（耳朵“嗡嗡”响）。

五、如何延缓老年人听力障碍的发生？

（一）避免噪声损伤

不要长时间接触高音量的噪声，如用耳机听音乐，应尽量降低音量，并间断休息，远离喧闹场所。

（二）慎用耳毒性药物

遵医嘱用药，使用后注意观察服药后有无耳鸣、口唇麻木等表现。

（三）防治与老年性听力障碍相关的全身性疾病

按医生建议控制好高血压、冠心病、糖尿病、甲状腺功能亢进、肾病等。

（四）保持健康的生活方式

（1）合理饮食：避免辛辣刺激性食物，宜进食高蛋白、高维生素C和维生素E的食物，如鱼肉、鸡肉、瘦肉、豆制品、新鲜蔬菜、瓜果、黑木耳、黑芝麻、黑豆等。少食肥肉、动物内脏（肝、脑、肾、肺等）、鱿鱼、墨鱼、鳗鱼、骨髓、蛋黄、蟹黄、猪油、奶油及其制品、椰子油、可可油等。

（2）积极参加体育活动，如散步、慢跑、打羽毛球、打太极拳等；适当做一些家务劳动、园艺劳动等；增强机体抵抗力，防止感冒。

(3) 保证充足的睡眠，心态平和。

(4) 按摩耳郭，增加耳郭血液供应。

(5) 戒烟忌酒，戒除随便挖耳习惯。

六、老年人出现听力障碍应怎样进行处理?

(一) 及时就医

老年人出现听力障碍征兆应该及时就医，若突然出现单侧听力下降，伴有耳鸣、眩晕、恶心、呕吐、耳闷堵感、压迫感、麻木感等症状应紧急就诊，检查听力障碍的程度，查找引起听力障碍的原因。老年人听力骤降的常见原因主要有两种：一是血液供给不足；二是病毒感染。如果是在出现症状1周内就医，血液供给不足者可行抗凝和扩血管治疗；病毒感染者可行抗病毒治疗。当然，并不是随便找点消炎或抗病毒药吃了就行，需寻求医务人员的专业指导，特别要注意保护内耳血管，以免二次受损。

(二) 药物干预

积极治疗与听力障碍有关的疾病，如内耳疾病、全身慢性病（高血压、糖尿病、高血脂等）。

(三) 使用助听器

助听器是帮助老年人提高听力、改善听觉言语交流的有效工具。应到正规医院检查听力情况，佩戴合适的助听器以改善听力情况。在未经充分医学评估和听力评估的情况下，应避免不恰当地使用助听器。

（四）植入人工耳蜗

植入人工耳蜗是目前解决重度或极重度感音神经性听力损失最为直接有效的手段，对改善老年人言语识别率和交流能力有良好效果。

（五）听觉康复训练

听觉康复训练包括积极的听力训练、言语阅读训练及加强沟通等干预措施。

针对未使用助听装置的老年人，可采用以下沟通方式改善言语交流能力，促使老年人学会交流技巧：

（1）缩短谈话距离。

（2）说话者吐字清晰，放慢语速，多次重复所说的词和提示，声音洪亮，但不要叫嚷。

（3）充分发挥视觉功能，面对面交流，最大限度地利用唇语和肢体语言。

（4）沟通工具可使用写字板、图片等，使交流更为有效和快捷。

（5）减少其他干扰，尤其是大的噪声，如关掉电视机或收音机。

七、老年人听力障碍认知的误区

1. 听力不好是老化所致，是自然现象，无需就诊

很多老年人都有听力下降，他们认为听力下降是老了以后的正常现象，是自然规律，是不可逆转的，不需要就医。事实上，年龄性老化并不是导致听力下降的主要因素，出现

听力下降应及时进行听力测试，明确诊断，采取相应的治疗措施。

2. 听力下降不管什么时候治疗都一样

很多老年人不知道，刚出现听力下降的时候是可以积极治疗的，而且越早就医治疗效果越好。根据老年人的情况，可选择合适的助听装置，助听装置佩戴越早效果越好。如果不对老年人的听力障碍进行处理，长期下去会加速听觉功能退化。

3. 耳鸣会变聋

与一些即使耳聋也不就医的人不同，有些老年人一有耳鸣就过度紧张，担心会耳聋。殊不知过度紧张可导致内分泌失调，血压升高，加重内耳病变。因此，有点耳鸣就过度紧张也是不好的。

4. 对佩戴助听器的认知误区

（1）认为佩戴助听器会形成依赖，只要戴上了就再也摘不下来，听力下降更快。理论上讲，助听器可以延缓听力衰退，有助于保持原来的言语识别能力。有研究显示，早期佩戴助听器可以保护老年人的中枢神经言语识别功能。

（2）认为助听器仅仅是声音放大器，提高声音的同时也会放大噪声。事实上，现在的助听器已经数字化，能够提高语言清晰度，同时降低噪声。但必须经助听师的专业验配及调试才能达到最佳效果。

（3）认为听力不好，戴一只助听器就好了。如果是双耳听力不好，应该同时佩戴两只助听器。因为双耳佩戴助听器可以明显提高言语识别率，比单耳更有方向感，还可以增强声音的立体感，使声音清晰而饱满；且在噪声明显的环境中选择性听取能力要高于单耳佩戴的效果。

（梅可乐　刘定春　王海燕）

第七节　老年人慢性疼痛的评估与管理

【典型案例】

李爷爷，78岁，因“直肠癌术后2年，腹痛伴腹胀1个月”入院。诉下腹部持续隐痛伴恶心，发作时间不规律。入院后予每天一次口服吗啡10mg治疗，腹痛、腹胀有所缓解。但服用吗啡后呕吐不止，改为芬太尼透皮贴缓解疼痛，目前大便干燥，已3天未排便。

【照护问题】

1. 如何评估老年人的疼痛强度？
2. 镇痛药有哪些不良反应？
3. 对于服用镇痛药的老年人，应该怎样照护？

一、什么是慢性疼痛？

慢性疼痛是指疼痛时间持续或间接性达到3个月及以上，疼痛频率为每周至少1次，伴随不愉快的感觉和情绪上的体验，可能伴有现存的或潜在的组织伤害，包括慢性原发性疼痛、慢性癌性疼痛、慢性创伤后疼痛、慢性头痛和颌面疼痛、慢性神经病理性疼痛、慢性内脏疼痛以及慢性肌肉骨骼疼痛。有研究表明，我国约20%的人存在慢性疼痛，45%～85%老年人有各种慢性疼痛存在。

二、为什么老年人容易存在慢性疼痛?

老年人出现的慢性疼痛主要是肌肉骨骼性疾病导致的疼痛、神经性疼痛和癌性疼痛。老年人还存在多种慢性病，如骨质疏松症、脑卒中、关节炎、恶性肿瘤等，都是导致慢性疼痛的原因。营养状况、抑郁、焦虑也是老年人发生慢性疼痛的影响因素。

三、老年人慢性疼痛的评估

疼痛评估应当遵循“常规、量化、全面、动态”的原则，应了解老年人疼痛的部位、性质、强度、范围、开始时间、持续时间，有无食欲下降、睡眠障碍，是否与活动、体位或者疾病有关。

疼痛评估的方法多种多样，根据老年人不同的情况选择合适的方法。以下是针对老年人的几种常用的评估量表。

1. 数字评定量表

要求老年人在 0～10 之间选择一个数字。0 分代表无痛；1～3 分为轻度疼痛；4～6 分为中度疼痛；7～10 分为重度疼痛。此法是在视觉模拟评估法基础上发展而来，最适用于老年人（图 5－7－1）。

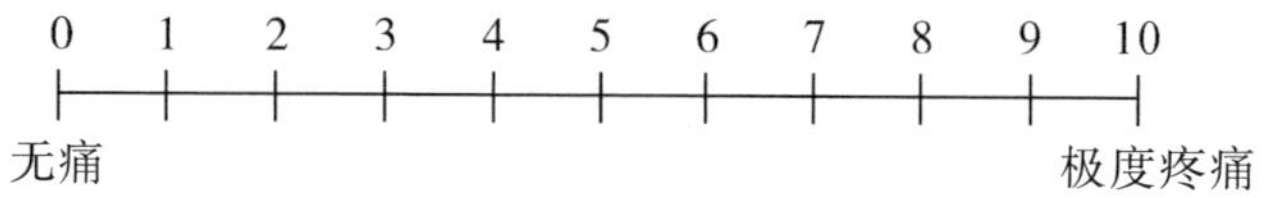

图 5－7－1　数字评定量表

2. 面部表情疼痛评定量表

每张表情代表所感受疼痛的程度，老年人选择能代表其疼痛程度的表情。该量表适用于表达困难的老年人和存在语言、文化差异或其他交流障碍的老年人（图 5－7－2）。

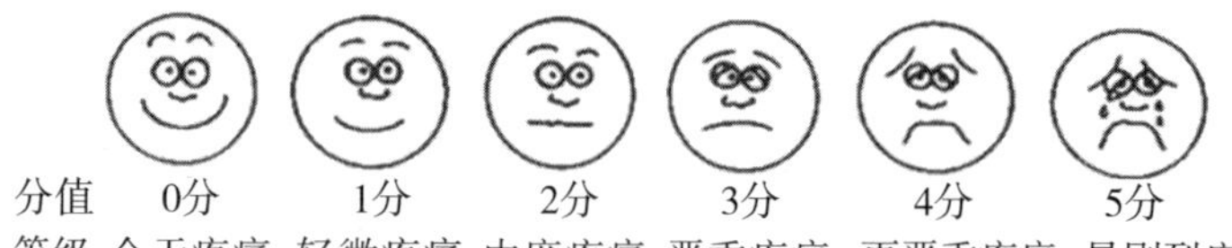

图 5－7－2　面部表情疼痛评定量表

疼痛程度分级：

（1）轻微疼痛：有疼痛但可忍受，生活正常，睡眠无干扰。

（2）中度疼痛：疼痛明显，不能忍受，要求服用镇痛药，睡眠受到一定干扰。

（3）严重疼痛：疼痛剧烈，不能忍受，需用镇痛药，睡眠受到干扰。

（4）更严重疼痛：睡眠受到较重干扰，伴自主神经功能紊乱。

（5）最剧烈疼痛：睡眠受到严重干扰，伴自主神经功能紊乱或被动体位。

四、老年人发生慢性疼痛时哪些情况下需要到医院就诊?

(1) 老年人慢性疼痛的症状不能有效控制时，应及时到医院就诊，请医生进行诊断和治疗。

(2) 老年人发生慢性疼痛用药后出现了严重的不良反应，如嗜睡、呼吸抑制、尿潴留、胃痛等。

五、老年人慢性疼痛的照护

(一) 药物治疗

药物治疗是疼痛最基本、最常用的治疗方法。治疗疼痛的药物主要有阿片类镇痛药、非阿片类镇痛药和镇痛佐药三类。服药注意事项如下。

(1) 严格按照医嘱使用镇痛药，观察老年人的用药反应及效果。

(2) 定时间、定剂量服用镇痛药，维持血药浓度，达到最佳的镇痛效果。

(3) 向老年人解释药物相关知识，提高老年人的依从性。

(4) 观察可能出现的不良反应。

①阿片类镇痛药：不良反应有嗜睡、谵妄、认知功能障碍、呼吸抑制、尿潴留、便秘、恶心、呕吐、瘙痒、头晕、成瘾性等。嗜睡表现：白天、晚上都昏睡，呼唤反应差，睁眼后又很快入睡；呼吸抑制表现：呼吸深大、减慢，呼吸频率低于 8 次/分；尿潴留表现：很长时间都没有自己排小便，

或是想解小便而解不出。发生以上情况应及时到医院就诊。

②非阿片类镇痛药：容易导致消化系统、神经系统、泌尿系统的不良反应，如上腹不适、隐痛、恶心、呕吐、饱胀、嗳气、食欲减退、头痛、头晕、耳鸣、耳聋、弱视、嗜睡、失眠、感觉异常、麻木，严重者出现出血或穿孔。所以这类药物最好是饭后服用，长期服用此类药物的老年人还要定期到医院复诊监测肝肾功能。

（二）非药物治疗

1. 运动锻炼

运动锻炼对缓解慢性疼痛非常有效。运动锻炼能增强骨骼承受负荷和肌肉牵张的能力，缓解骨质疏松的进程，改善全身状况，调节情绪，振奋精神，缓解抑郁症状，恢复身体的协调和平衡功能。老年人以有氧运动为主，根据身体情况选择运动项目，如散步、打太极拳、游泳等，可配合局部运动改善相应功能，要持之以恒。

2. 心理关怀

慢性疼痛老年人易出现激惹、抑郁、焦虑等不良心理状态，照护者要重视、关心老年人的疼痛，认真倾听老年人的诉说，充分理解老年人的不良心理，主动与老年人交流，了解其内心诉求，用真诚的态度对老年人进行心理疏导，给予安慰，消除老年人的心理疑惑，减轻老年人的心理负担。

3. 饮食选择

长期的慢性疼痛会使老年人食欲变差，加之服用镇痛药，老年人可能出现恶心、呕吐等多种胃肠道不适。应督促老年人戒烟忌酒，在饮食上尽量根据老年人的喜好制作食物，合理搭配，便于老年人咀嚼和吞咽，避免气味重的刺激性食物，最好选择清淡，富含维生素、膳食纤维和蛋白质的食物，保证营养摄入充足、均衡。

4. 其他方法

可协助老年人按摩、热敷、听音乐等。

六、老年人慢性疼痛认知的误区

（1）老年人很少主动诉说疼痛，能忍则忍，误认为慢性疼痛的存在是正常的，不需要处理和治疗，或是自行购买镇痛药服用。

（2）有的老年人对慢性疼痛过度关注，一味求医，可能导致疼痛感受增强，出现痛苦、无助、焦虑、抑郁等心理问题。同时，过度服药可导致药物的不良反应增加。

（3）有些慢性疼痛老年人为逃避疼痛而限制肢体活动，致使肢体功能快速衰退，进而发展为残疾失能状态。

（4）疼痛得到控制后，老年人因担心药物的不良反应或成瘾性，自行停药或减量，导致疼痛再次加重。

（江杨洋　吕　娟　许　丽）

第八节　老年人血栓的预防与管理

【典型案例】

李爷爷，73 岁，每天坚持晨练，近 1 个月锻炼后感觉左下肢轻微肿胀伴疼痛，休息后自行缓解，李爷爷以为是劳累所致，回家后便自己按摩。最近 1 周症状加重，今天锻炼后突然发生咳嗽、咯血、呼吸困难等症状，随后被送往医院，经过急救才转危为安。李爷爷到底是怎么了？李爷爷家人询问原因，原来李爷爷腿脚肿胀并非劳累所致，而是下肢有深静脉血栓形成。

【照护问题】

1. 老年人容易发生血栓的原因有哪些？
2. 如何发现老年人发生了血栓？
3. 如何预防血栓的发生？
4. 针对此类老年人，应该怎样照护？

一、什么是血栓？

血栓是血流在心血管系统中血管内膜剥落处或修补处的表面所形成的小凝块，一般由不溶性纤维蛋白、沉积的血小板、积聚的白细胞和陷入的红细胞组成。

通俗地说，血管堵塞，就和家中自来水管道出现水垢、生锈是一样的。在人体的血管中，所谓的“水垢”“生锈”

便是血液在血管壁中沉积形成的斑块，加上老年人的血管壁弹性逐渐下降，血液流动受阻，造成血液传输不及时，因此，易发生血栓，诱发心脑血管疾病。

二、老年人容易发生血栓的原因有哪些？

（一）年龄

年龄相关性血管内皮功能紊乱以及血小板功能改变、内膜受损增多、促凝物质增加、合并心脑血管疾病或肿瘤，均增加了老年人的静脉血栓形成发生风险。

（二）心血管疾病

动脉粥样硬化老年人的血小板、凝血系统活化，纤维蛋白更新加快，凝血因子增加，抗凝物质减少，血液处于高凝状态；老年人心力衰竭时静脉回流受阻，造成血流淤滞；介入性治疗，如冠状动脉造影，术后压迫股动脉过紧，起搏导管及中心静脉置管等，均可促使血栓形成。

（三）卧床

长期卧床、身体虚弱、活动减少的老年人局部血流淤滞，损伤血管内皮，血液黏稠度增加，堆积的凝血因子激活凝血系统，促使血栓形成。

（四）不健康的生活习惯

口味过重，喜欢高脂肪、高胆固醇的食物，爱吃油炸及刺激性食物，喝酒，吸烟，情绪容易发生波动等，都易使老年人出现血管硬化、血压升高，促使血栓形成。

（五）恶性肿瘤

恶性肿瘤既可分泌促凝物质，促进血小板聚集和释放，又可分泌纤溶活性抑制物，导致机体处于高凝状态。某些化疗药物、肿瘤对血管的压迫等因素也可促使血栓形成。

（六）其他

糖尿病、慢性阻塞性肺疾病、近期内的心肌梗死、脑卒中、严重感染、肥胖等均易促使血栓形成。

三、老年人发生血栓有哪些表现？

（一）睡觉时流口水

睡觉时流口水是血栓形成最为常见的一个征兆。如果发现家中的老年人在睡觉时经常流口水，并且流口水的方向基本上都是同一面，需多加注意，因为这个时候的老年人可能已经出现了血管堵塞，形成了血栓。

（二）突然晕厥

另外一种常见的症状便是容易出现晕厥，常发生在早起的时候。如果老年人本身还有高血压，那么早起出现晕厥的现象便更加显著。由于每个人的体质不同，每天出现晕厥的次数以及晕厥的时间也有所不同。如果老年人突然晕厥，并且1天之内出现好几次，就需要提高警惕，此时老年人有可能出现了血管堵塞，形成了血栓。

（三）胸闷

在出现血管堵塞，血栓形成的初期，大多数情况下还伴随胸闷。对于长时间坐着、不常锻炼的老年人，血流十分容易出现凝结，从而导致血栓的发生。而这种凝结所致的血栓，还有一个十分严重的后果，便是血栓容易脱落，并且会随着血液的流动到达肺动脉，引起肺栓塞，导致胸闷、胸痛，甚至直接导致死亡。

（四）胸痛

如果老年人出现胸痛，且非患有心脏病，那么极有可能是肺栓塞导致的。肺栓塞导致的胸痛感觉是刺痛或者锐痛。肺栓塞同心脏病的症状十分相似，区别在于肺栓塞所致的疼痛会随着每一次呼吸加剧，而心脏病的疼痛与呼吸并没有什么关系。

（五）脚畏寒，出现酸痛

当老年人的血管出现问题时，脚是最先有感觉的。绝大多数老年人血管堵塞，形成血栓时，都会有两种感觉，一是腿脚畏寒；二是长时间行走，出现间歇性跛行（患侧腿突然疲惫酸痛，使不上劲）。

（六）肢体肿胀

当老年人出现血管堵塞，形成深静脉血栓时，血流受阻，血液在血栓的后部聚集，造成有血栓的肢体远心端肿胀（图 5－8－1）。如果发现老年人肢体肿胀并伴有疼痛，要及时就医治疗，避免进一步恶化。

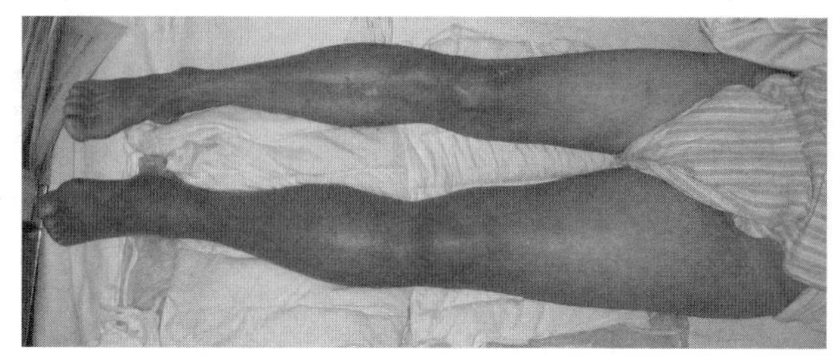

图 5－8－1　下肢静脉血栓形成

四、怎样预防老年人血栓的发生?

（一）生活饮食

（1）有血栓风险的老年人，每天饮水量宜在 2000～2500 毫升（肾功能异常者根据医生指导）。

（2）清淡饮食，少食油腻食物，多食新鲜蔬菜水果。

（3）注意保暖，室温应保持在 25℃左右，防止冷刺激引起血管痉挛。

（4）保持大便通畅，以免排便用力引起腹压增高，造成静脉回流不畅。

（5）戒烟：吸烟会使血管痉挛，会增加血液黏稠度。

（二）功能锻炼

（1）能下床活动的老年人尽量每天下床活动，不能下床活动、可以在床上活动的老年人，自己在床上做抬腿、拱脚等运动。

（2）不能自行活动的老年人，照护者可以帮助其抬高、伸展下肢，按摩小腿（图 5－8－2）。

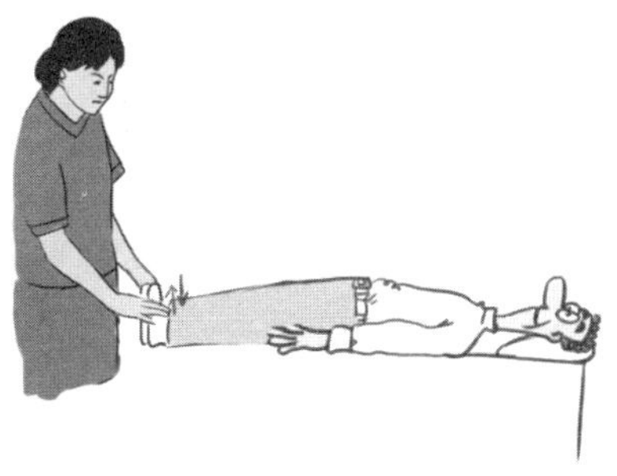

图 5－8－2 帮助老年人被动训练

（3）疾病稳定后要尽早下床活动，促进静脉的血液回流，预防深静脉血栓的形成。

（4）活动要循序渐进，逐步增加活动量，以不感到疲劳为宜。

（三）机械性预防措施

下肢深静脉血栓形成的老年人使用逐渐加压的弹力袜，长度可以至膝关节或者大腿根部，脚踝处压力 30～40mmHg，疗程为 2 年；以往有过下肢静脉血栓栓塞并且有栓塞后综合征的老年人也可以使用加压弹力袜（图 5－8－3）。

预防下肢深静脉血栓形成的老年人可使用气压治疗仪，可到膝关节或者大腿根部，其末端压力可设定在 100～130mmHg（图 5－8－3）。有血栓形成者不可使用，以防血栓脱落。

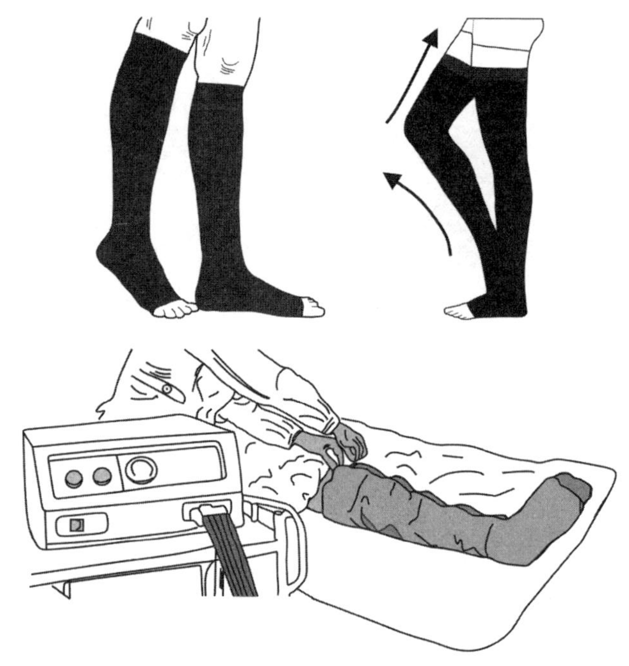

图 5－8－3　弹力袜和气压治疗仪

（四）药物性预防措施

根据不同的出血风险和血栓形成风险，医生会制订不同的预防性治疗方案。常用的药物有普通肝素、低分子量肝素、华法林、阿司匹林等，新型抗凝药物有达比加群酯、利伐沙班、阿哌沙班、艾多沙班等。服用药物应遵医嘱进行，切勿自行增减药量，并遵照医嘱定期复查凝血功能。

五、如何照护发生静脉血栓形成的老年人？

（1）早期卧床休息非常重要，抬高患肢，高于心脏水平20°～30°（图 5－8－4），促进静脉回流，减轻肿胀。下肢腘窝处应避免长时间受压。禁止推拿、按摩患肢。

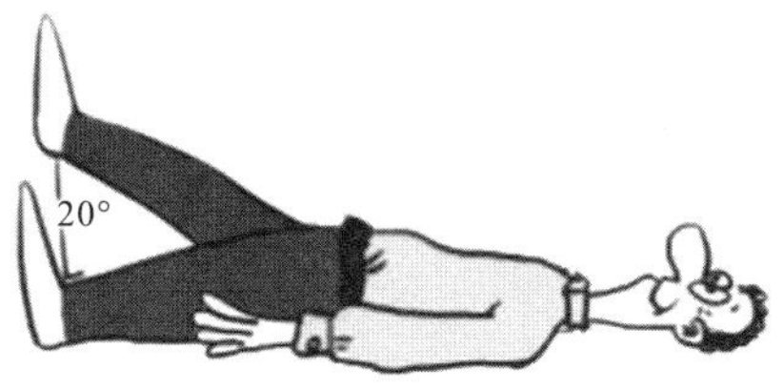

图 5－8－4 抬高患肢

(2) 若老年人突然出现咳嗽、胸闷、口唇发绀、痰中带血，应立即到医院就诊，谨防肺栓塞的发生。

(3) 若病情好转，建议逐渐适量活动，卧床时抬高患肢，并穿弹力袜 3～6 个月。注意患肢保暖，且不可过热，以免在缺氧状态下增加耗氧量。

(4) 戒烟，防止便秘，避免长时间保持同一个姿势，不跷二郎腿。

(5) 定期到医院复查。

（李媛媛 冯 婷 廖再波 罗春蓉）

第九节 老年人精神行为异常症状的管理

【典型案例】

王爷爷，72 岁，患有糖尿病、高血压、慢性阻塞性肺疾病。平日性情温和，生活可自理，与妻子、女儿同住，关系融洽。近半个月变得暴躁，易怒，多疑，某天午饭时突然将碗摔在地上。女儿诧异地问："爸爸，您怎么啦?"王爷爷骂道："你们一群狗东西，居然给我吃这些，连狗都不会吃。"女儿感到委屈，回答道："我们不是也在吃吗?"王爷爷用身边的拐杖重重地打了女儿一下，继续恶狠狠骂道："白眼狼，白养了你几十年。"女儿丈二和尚摸不着头脑。之后，类似的事情时有发生。家人无法，将王爷爷送到了医院。

【照护问题】

1. 老年人出现精神行为异常症状的原因有哪些?
2. 在生活中，如何预防精神行为异常症状的发生?
3. 针对此类老年人，应该怎样照护?

一、什么是精神行为异常症状?

精神行为异常症状指违反社会文明准则、群体行为习惯或行为标准的反常的思维、情绪和行为症状，是痴呆老年人常有的症状。据统计，70%～90%的痴呆老年人伴有精神行为异常症状。除痴呆外，脑血管疾病、感染、糖尿病、营养不良、抑郁、急性应激事件等均可能导致老年人出现精神行为异常症状。

二、为什么痴呆老年人容易出现精神行为异常症状?

（一）生化基础

（1）胆碱能系统功能紊乱及胆碱乙酰转移酶活性降低，

可引起老年人意识水平下降和行为紊乱。

（2）去甲肾上腺素和5－羟色胺系统功能缺陷，可导致焦虑、恐惧、抑郁、坐立不安。

（3）谷氨酸与多巴胺系统之间的不平衡，可使老年人出现精神行为异常症状。

（4）γ－氨基丁酸（GABA）递质功能低下，可使老年人出现精神行为异常症状。

（二）神经内分泌

下丘脑－垂体－肾上腺轴的活性增加，大脑皮质和皮质下区生长激素抑制激素、血管升压素、促肾上腺皮质激素、P物质和神经肽水平明显低于正常值，而促生长激素神经肽肽链水平高于正常值，可引起睡眠日夜节律紊乱、精神紊乱。

（三）大脑结构

大脑结构病理性改变，如脑萎缩、大脑炎症等，可导致精神行为异常症状。

三、哪些因素容易诱发精神行为异常症状？

（一）环境改变

居住地点迁移、卧室更换、房间内物品更换都可能让老年人感到不适应，出现发怒、烦躁、怀疑别人偷窃自己的东西、找不到房间等精神行为异常症状。

（二）生活习惯改变

起居、饮食等生活习惯的改变都可能诱发老年人出现精神行为异常症状。

（三）照护者频繁更换

照护者的频繁更换可使老年人因不适应而出现精神行为异常症状。

（四）周围人态度不好

家人及照护者没耐心、态度不友善，均可能诱发老年人出现敌对、猜忌等精神行为异常症状。

（五）感染

肺部感染、上呼吸道感染以及身体其他部位的感染都可能诱发意识障碍，进而导致精神行为异常症状。

（六）营养不良

进食量少、营养摄入不足、电解质紊乱等都可诱发精神行为异常症状。

（七）睡眠不足

入睡困难、睡眠浅、早醒等可诱发老年人出现脾气暴躁、幻觉、妄想等精神行为异常症状。

四、常见精神行为异常症状有哪些？

（一）妄想

痴呆老年人疑心重，可能怀疑别人要害自己、偷自己的东西、在饭里下毒等。

（二）幻觉

（1）视幻觉：较多见，看见别人看不见的东西，常看到虫子、死去的人等。

（2）听幻觉：听见别人听不见的声音。

（3）嗅幻觉：嗅到焦臭味、腐烂味等异常味道。

（4）触幻觉：感觉有虫子在身上爬等。

（三）情感障碍

大约 1/3 的痴呆老年人伴有抑郁，表现为情绪低落，对任何事都不感兴趣，不想活动。轻度痴呆时，焦虑比较常见，担心发生可怕的后果，担心家人的安危等；痴呆较重时，常表现为情感平淡或淡漠，对亲人漠不关心。

（四）攻击行为

攻击行为包括言语攻击和身体攻击。最常见的攻击行为是骂人、吐口水、打人、咬人、抓人、摔物品、违拗或抗拒家人为其料理生活。

（五）活动异常

痴呆老年人的认知功能下降，可能出现各种无目的或重复的行为活动，比如无目的地徘徊/游走、重复刻板动作。

（六）饮食障碍

老年人饮食障碍表现为拒绝进食、暴饮暴食、异食癖等。

（七）睡眠障碍

老年人睡眠障碍常表现为睡眠节律的改变，晚上睡不着，白天瞌睡多。

五、老年人出现精神行为异常症状的先兆信号有哪些？

（一）怪

怪是指老年人的言语、行为、生活习惯等发生了明显改变，出现一些怪异的行为。

（二）疑

疑是指老年人无中生有或认为亲人、邻居对其加以迫害。有的老年人认为别人嫉贤妒能，从而与其积怨为仇。

（三）懒

懒表现为与其本人一贯行为不相符的懒散，如不愿料理生活，不主动洗澡更衣，早上不刷牙、洗脸，不愿走亲访友，懒于参加社交活动。

（四）呆

呆表现为呆滞少动、反应迟钝、动作缓慢、说话吞吞吐吐。有的老年人长时间站立、坐着或躺着，常独自闭门，足不出户。

六、怎样预防老年人精神行为异常症状的发生?

（一）调节生活节奏

（1）日常生活尽量简单化，有规律，减少不良刺激。

（2）对老年人不能做的事及时提供帮助，不要勉强其做力所不能及的事情，否则会加重其心理压力和困惑，容易诱发精神行为异常症状。

（二）维持熟悉的生活环境

（1）居所固定对痴呆老年人非常重要，尽量不要随意改变其生活环境和生活习惯。

（2）如果要搬家或装修，尽量在老年人周围保留一些熟悉的东西，如照片、装饰物、生活用品、小件家具等。

（3）痴呆老年人适应能力较差，对照护者的更换较为敏感，因此，不要经常更换照护者。

（三）安排适当的活动

（1）活动不要太复杂，要符合老年人的能力水平，如一起散步、买东西、逛公园、做简单家务等。

（2）结合老年人的爱好，让老年人听喜欢的歌曲、戏曲，一起翻看以前的老照片，谈论以前的事情等。

（四）重视情感交流

情感交流包括运用口语、肢体语言和倾听等与老年人沟通，亲人要多陪伴，在疾病早期就应帮助老年人建立良好的社会支持系统。

（五）不要伤害老年人的自尊心

（1）虽然痴呆老年人的能力随着病情的发展而不断下降，但老年人仍保有自尊心，渴望被人尊重和关注，不要取笑、讥讽老年人。

（2）多鼓励和表扬老年人，在老年人做错事时，不要总是纠正和指责，尽量不与老年人争执，否则会让老年人有强烈的挫折感。

（六）去除诱因

细心观察并去除可能的诱因，如可能使老年人产生幻觉的镜子，容易使老年人激动的嘈杂环境等。

七、如何照护有精神行为异常症状的老年人?

(1)保持冷静，积极倾听，不与其争辩；尽快脱离可能的触发因素或环境，可引导老年人听音乐、讲故事、散步等，将老年人的注意力转移到实际活动中。

(2)和老年人一起分享人生中有意义的大事，让老年人体验生活的乐趣。

(3)保持环境安静，减少噪声刺激。

(4)让老年人白天进行读书、看报、听音乐、散步、讲故事等活动，避免卧床睡觉；晚上按时睡觉；睡前泡热水脚、听舒缓音乐。

(5)观察老年人的异常行为举止，保管好刀、剪、绳等危险物品。

(6)若出现自伤行为，可适当进行身体约束，待老年人安静后要及时解除。绝对禁止用约束的方式进行惩罚。

(7)耐心劝食或喂食，不强行喂食；少食多餐；注意食物的色、香、味；尽量采用软食、半流质或流质饮食。

八、对精神行为异常的老年人的认知误区

(一)认为精神行为异常症状是鬼神附体所致

很多人不理解痴呆老年人出现精神行为异常症状的原因，由于存在封建迷信思想，误认为是鬼神附体导致老年人出现了一些癫狂行为，于是用请巫师驱魔、找人结婚冲喜等不恰当的方式，甚至有人采用捆绑老年人、不让老年人进食等方式。这些方式只能加重老年人的症状甚至置老年人于死

地。正确的做法是及时送老年人就医。

（二）认为痴呆会传染

有的人担心痴呆会传染，拒绝照护老年人。实际上痴呆不是传染病，不会传染。

（三）不认为精神行为异常症状是病态的

老年人脾气暴躁、易发火、疑心重，易被认为是孤独、老伴离世等原因造成的，从而没有及时就医，延误治疗。应及时、早期发现和识别精神行为异常症状，及时就医。

（四）认为痴呆老年人的精神行为异常症状是不可逆的

有的人认为痴呆老年人的精神行为异常症状是不可逆的，因此，会对其采用捆绑、关押等方式。其实，精神行为异常症状的发生有一些诱因，规避诱因，积极就医，正确应对老年人出现的精神行为异常症状，是可以减轻精神行为异常症状的。

（冯冬梅　蒙张敏　黄雪花）

第十节 痴呆老年人疼痛的评估与管理

【典型案例】

刘奶奶，80岁，患有老年性痴呆，老伴早年去世，由保姆照顾生活。一周前，刘奶奶夜里起床上厕所时，不慎跌倒，臀部着地，但未呼唤保姆。第二天早晨，刘奶奶闷闷不乐，眉头紧锁，不愿起床，时而发出轻微的呻吟，保姆觉得刘奶奶跟平常差不多，就没有放在心上。直到周末儿女回家探望，发现刘奶奶表情非常痛苦，随即送医就诊，医生诊断为髋骨轻微骨裂。

【照护问题】

1. 为什么痴呆老年人的疼痛容易被忽略？
2. 如何发现痴呆老年人存在疼痛？
3. 针对痴呆老年人存在的疼痛，应该怎样照护？

研究显示，超过60％的痴呆老年人受疼痛困扰，40％痴呆老年人的行动能力受到疼痛限制。然而，他们自主表达疼痛的能力明显降低，不同人对疼痛的反应及行为模式也有很大差异，以至痴呆老年人的疼痛很难被发现，且得不到及时的治疗。因此，及时发现并准确评估痴呆老年人的疼痛情况是医护工作者、照护者面对的一项复杂的问题。

一、什么是疼痛？

国际疼痛学会定义疼痛为与现存的或潜在的组织损伤有关联，或者可以用组织损伤描述的一种不愉快的感觉和情绪上的体验，是临床上常见的症状之一。疼痛被称为人体第五大生命体征，是人类对于潜在或已存在损害的一种重要提示，持续的慢性疼痛严重影响人们的生活质量。

二、为什么痴呆老年人的疼痛容易被忽略？

（1）痴呆老年人常常多病共存，有些疾病的疼痛表现并不明显，如心绞痛，因此需要多方面考虑，及时发现。

（2）随着年龄增加，老年人的视力、听力、感觉及语言交流能力、认知功能下降，通常不能正常表达疼痛的感受及程度，尤其是重度认知功能障碍老年人，往往仅能通过呻吟、哼叫或痛苦表情来表达，通常不具有特征性，容易被忽视。

（3）有的老年人不愿麻烦家人，因此忍耐疼痛，不愿意诉说。

（4）照护者和痴呆老年人缺乏疼痛相关知识，不能及时识别疼痛。

三、如何评估痴呆老年人的疼痛？

照护者在痴呆老年人疼痛评估中具有重要的作用。因此，照护者在日常照护中应了解痴呆老年人生理上或心理上的细微改变，以及疼痛对其日常活动的影响，辨认表示疼痛及其严重程度的表情或行为。

（一）疼痛的主观评估

疼痛的自我报告是疼痛评估的“金标准”。当痴呆老年人诉说疼痛或照护者观察到痴呆老年人有疼痛时，先与其进行简单交流，如“您的疼痛是什么时候开始的?”“疼痛是间断的还是持续的?”“疼痛持续多长时间了?”“哪个部位疼痛?”“还有没有其他地方不舒服?”……

（二）疼痛评估量表的选择

（1）可采用中文版晚期痴呆疼痛评估量表（C－PAINAD)：从痴呆老年人的呼吸、负面声音的表达、面部表情、身体语言、可安抚程度来观察和判断痴呆老年人的疼痛程度（表 5—10—1)。

表 5—10—1　中文版晚期痴呆疼痛评估量表（C－PAINAD)

项目	分数（分）			分数（分）
	0	1	2	
呼吸	正常	偶尔呼吸困难/短时期换气过度	呼吸困难兼发出吵闹声响/长时间的换气过度/谦恩史妥克士二氏呼吸*	
负面的声音表达	没有	偶尔呻吟/低沉的声音，带有负面的语气	重复叫嚷/大声呻吟/哭泣	
面部表情	微笑或无表情	难过/恐惧/皱眉头	愁眉苦脸	
身体语言	轻松	绷紧/紧张步伐/坐立不安	僵硬/紧握拳头/膝盖提起/拉扯或推开/推撞	

续表

项目	分数（分）			分数（分）
	0	1	2	
可安抚程度	无需安抚	通过分散注意力或触摸、安慰，可安抚患者	通过分散注意力或触摸、安慰，也不可安抚患者	
观察时间约为 5 分钟			总分	/10

注：*，谦恩史妥克士二氏呼吸，Cheyne—Stokes respirations，特征为呼吸由浅慢逐渐变为深快，然后由深快转为浅慢，随之出现一段呼吸暂停，然后又开始进行如上变化的周期性呼吸。

该评估量表包括 5 项评估指标，每项指标根据行为症状设分值为 0 分、1 分、2 分，总分是 10 分。0 分为无痛；1～4 分为轻度疼痛；5～6 分为中度疼痛；7～10 分为重度疼痛。观察时间为 5 分钟。

（2）面部表情疼痛评定量表：不要求读写或表达能力，被认为是最适合老年人，尤其是痴呆老年人疼痛评估的量表（图 5－7－2）。

（3）五指法：用五个手指代表不同程度的疼痛，小指表示无痛，无名指代表轻度疼痛，中指为中度疼痛，示指为重度疼痛，大拇指为剧痛（图 5－10－1）。

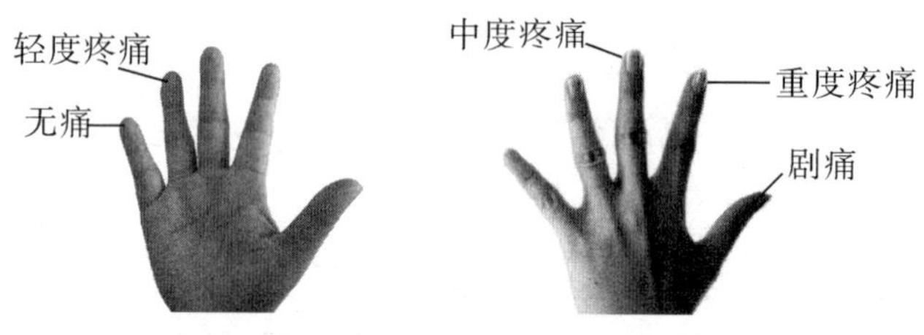

图 5－10－1　五指法评估疼痛

四、如何处理痴呆老年人的疼痛?

（一）药物镇痛

药物镇痛是疼痛处理最常用和有效的方法。阿司匹林、布洛芬等适用于轻至中度疼痛，曲马多、吗啡等适用于中至重度疼痛。应按医嘱用药，并且观察不同药物的不良反应，如恶心、呕吐、出血、便秘等。

（二）非药物镇痛

作为药物治疗的补充，非药物镇痛可以增强疼痛缓解效果，减少不良反应。

（1）解除生理性疼痛：舒适体位，预防皮肤损伤；采用热敷、按摩、针灸等方法减轻疼痛。

（2）改变认知行为：播放老年人喜欢的音乐，鼓励其进行散步、打太极等体育活动和集体活动。

（3）情感照护：更多地陪伴、安慰、顺从老年人的意愿，给予情感上的支持，帮助老年人减轻疼痛。

（郑学玲　黄兆晶　赵栩曼）

第十一节　糖尿病老年人的血糖监测与管理

【典型案例】

老唐和老王在同一年被诊断患有糖尿病，老唐始终坚持饮食控制、运动及合理的药物治疗，并定期监测血糖，餐前空腹血糖控制在 5.3～6.8mmol/L，餐后 2 小时血糖控制在 9.1～10.7mmol/L，一直比较稳定。而老王总觉得监测血糖没啥用，从不监测血糖，结果血糖控制不好，有时餐后 2 小时血糖高达 20.8mmol/L，近期出现了视网膜病变。这时老王才后悔没有及时听从医生的建议。

【照护问题】

1. 老年人血糖控制不佳的原因有哪些？
2. 血糖监测的注意事项有哪些？
3. 针对糖尿病老年人，应该怎样照护？

一、什么是血糖？

血糖是指血液中含有的葡萄糖，主要提供人体各器官活动时所需要的能量。正常人体的血糖水平处于稳定和平衡状态。

二、什么是老年糖尿病？

老年糖尿病，是指年龄在 60 岁以上的老年人，由于体内胰岛素分泌不足或胰岛素作用障碍，内分泌失调，从而导致物质代谢紊乱，出现高血糖、高脂血症、水与电解质紊乱等。按发病时间，老年糖尿病可分为老年期起病的糖尿病和青壮年期起病而延续至老年期的糖尿病。其患病率随年龄增加而上升，我国老年糖尿病的患病率约为16%。糖尿病分为四型，即1型糖尿病、2型糖尿病、其他特殊类型糖尿病和妊娠糖尿病。老年糖尿病绝大多数为2型糖尿病。

三、为什么老年人要监测血糖?

进入老年期，糖代谢异常的比例明显增高。人体内的血糖水平是不断变化的，食物摄入量的变化、运动量的增减等，均会造成血糖水平的波动。患糖尿病的老年人血糖控制不好的原因有很多，其中重要的一点就是血糖监测不达标。

一方面，监测血糖可以帮助老年人自己掌握病情，及时发现问题，减少并发症的发生。另一方面，将每天不同时间点测到的血糖水平与每天服药的时间、服药剂量等记录下来，建立糖尿病管理日记，就诊时供医生参考，可帮助医生准确了解老年人的饮食控制、运动和药物治疗情况，以便调整治疗方案，指导饮食、活动等。研究指出，糖尿病患者血糖水平稳定，是降低相关并发症发生率，延迟疾病发生、发展的关键。

四、监测不同时间段的血糖的意义是什么?

（一）空腹血糖

空腹血糖一般指过夜空腹8小时以上，次日早晨6时至8

时测得的血糖值。正常人空腹血糖水平为 3.9～6.1mmol/L。空腹血糖反映人体基础胰岛素分泌水平，受前一天晚餐进食量、食物成分、情绪变化、夜间睡眠质量等因素的影响。

（二）餐后 2 小时血糖

餐后 2 小时血糖指进餐后 2 小时测得的血糖值。其反映了定量糖负荷后机体的耐受情况。正常人餐后 2 小时血糖≤7.8mmol/L，餐后 2 小时血糖能反映可能存在的餐后高血糖，能较好地评估使用的降糖药是否合适。

（三）睡前血糖

睡前血糖可反映胰岛细胞对进食晚餐后高血糖的控制能力，是指导夜间用药或确定注射胰岛素剂量的依据，有助于预防夜间低血糖，保证老年人夜间的安全。

（四）随机血糖

检测随机血糖，有助于了解特殊情况对血糖的影响，如进餐的多少、饮酒、劳累、生病、情绪变化等。

五、监测血糖的正确时间及频率是什么？

监测血糖的时间：三餐前、三餐后 2 小时、睡前，必要时下半夜（一般为凌晨 3 点）还要再测 1 次。

(1) 刚刚被诊断为糖尿病，接受胰岛素治疗的老年人，每天监测 4～7 次。

(2) 若空腹血糖＞16.2mmol/L，需每天监测 4 次。

(3) 反复出现低血糖或高血糖，调整胰岛素的用量时，要及时监测。

（4）血糖波动较大时，需进行强化监测。血糖控制稳定的老年人，可进行交替监测，即每天监测 2 次，依次按早餐前后、午餐前后和晚餐前后交替进行，3 天循环 1 次。

（5）病情趋于稳定的老年人，可适当降低血糖监测的频率。饮食、运动等因素大致不变的情况下，建议采用以下两种方法，既能观察病情变化，又能减少监测次数。

①连续阶梯法：将原本在 1 天内监测 7 个时间点血糖分配到 7 天里完成，每天只监测 1 个时间点，依次进行。优点：每天只测 1 次，节约成本；7 天连续监测，能充分反映不同时间点的血糖水平。

②间隔完整法：每隔几天完整地监测 1 次7 个时间点血糖，其他时间不用测。如病情稳定，间隔时间可以变成 1 周或 1 个月。

六、血糖监测的注意事项有哪些？

（1）测血糖前，检测血糖仪的性能、批号、显示屏、电量、清洁状况，确认血糖仪上的号码与试纸号码一致。血糖仪应定期进行校正。

（2）乙醇或安尔碘消毒，待干后采血，第一滴血不要；不能挤捏待测血糖的手指指端；滴血量应使试纸测试区完全变红；血糖试纸不能放冰箱保存，或在阳光下直射，应干燥、密封保存，试纸使用前才取出，取出后立即封闭瓶盖（图 5－11－1）。

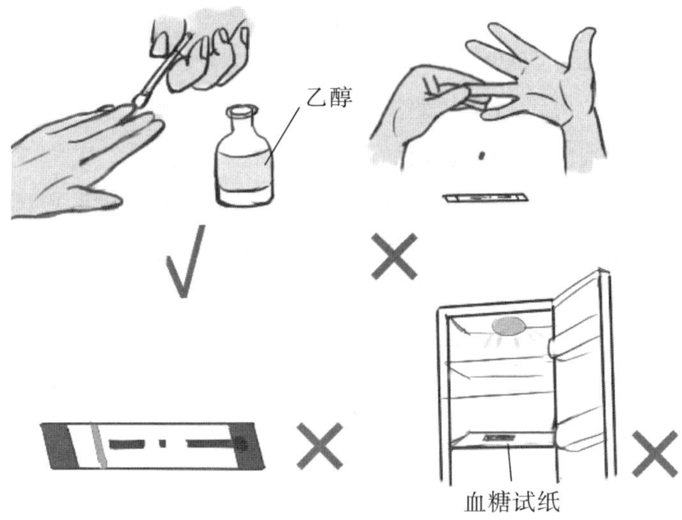

图 5－11－1　血糖监测的注意事项

（3）照护者应定期陪同老年人到医院复诊，并让医生检查血糖监测技术是否正确，并给予指导。

（4）做好糖尿病管理日记，包括血糖测定时间、血糖值、进餐时间及进餐量、运动时间及运动量、用药时间及用药量，以及一些特殊事件的记录。

七、血糖监测过程中的常见误区有哪些？

（一）偶尔测一下血糖就行

饮食、运动、情绪、睡眠及服药等多种因素都可能对血糖产生影响。不少老年人在服药过程中，每周或更长的时间去医院测一次血糖，而且大多测的是空腹血糖，并以此判断血糖控制情况，自己调整药物剂量。殊不知，很多因素都对血糖结果有明显影响，仅仅根据一次空腹血糖测试结果来判断病情控制情况是很不可靠的。衡量血糖控制是否达标，需要将空腹血糖、餐后 2 小时血糖与糖化血红蛋白结合在一起综合考虑。血糖波动大的危害，甚至比持续性高血糖更为严重。

（二）只要感觉好，医生不必找

糖尿病老年人不能因自我感觉好就不监测血糖，不就医。自我感觉好时可能血糖水平控制在正常水平，也可能是假象——血糖水平稍高于正常水平，但无任何症状。此时身体可能已经发生了变化，细胞和血管已受到了损害。患糖尿病的老年人应将自己的糖尿病管理日记一并带着，定期到医院复诊，以便医生及时调整治疗方案。

（三）没必要测糖化血红蛋白

有的老年人觉得只要测好空腹血糖和餐后 2 小时血糖就够了。实际上，糖化血红蛋白水平反映了近 2～3 个月整体的血糖控制水平，代表了这一段时间内的平均血糖水平。多项研究表明，降低糖化血红蛋白 1 个百分点能显著降低相关并发症的发生风险。因此，监测糖化血红蛋白是评价病情控制效果不能缺少的一环。老年人应配合医生的检查和治疗安排，复查各项糖尿病相关指标。

（四）只测餐前，不测餐后

老年糖尿病大部分属于 2 型糖尿病，而 2 型糖尿病普遍都存在餐后高血糖。餐后高血糖会带来很大的危害，如心血管危险、视网膜病变、肾病变、认知功能损害及恶性肿瘤风险增加。血糖越是控制不好的老年人，降低餐后高血糖对治疗的意义越大。因此，不能只测餐前，不测餐后。

八、应该如何照护糖尿病老年人？

（一）饮食调整

（1）控制总热量，调整饮食结构。升糖指数（GI）越高的食物，糖分的消化吸收速度越快，进食后血糖水平升高越多。升糖指数低于55的食物为低升糖指数食物，升糖指数为55～75的食物为中升糖指数食物，升糖指数高于75的食物为高升糖指数食物。糖尿病老年人应减少高升糖指数食物的摄入，推荐多摄入低升糖指数食物。常见食物的升糖指数见表5－11－1。

表5－11－1　常见食物的升糖指数

食物名称	升糖指数	食物名称	升糖指数
主食类			
白饭	56±2	通心粉	45
白面包	70±0	通心面	41±3
全麦面包	69±2	米粉	58
高纤面包	68±1	马铃薯	56±1
燕麦片	55±6	烤马铃薯	85±12
玉米片(早餐谷类)	84±3	马铃薯泥	70±2
小麦面条	47	炸薯条	75
爆玉米花	55±7	洋芋片	54±3

续表

食物名称	升糖指数	食物名称	升糖指数
甜玉米	55±1	番薯	54±8
蔬菜类			
青豆仁	48±5	南瓜	75±9
胡萝卜	71±22		
水果类			
苹果	36±2	苹果汁	41±1
香蕉	53±6	樱桃	22
葡萄柚	25	葡萄柚汁	48
葡萄	43	奇异果	52±6
芒果	55±5	柳橙	43±4
柳橙汁	57±3	桃子	28
梨	36±3	菠萝	66±7
葡萄干	64±11	西瓜	72±13
糕饼类			
天使蛋糕	67	香蕉蛋糕	55
甜甜圈	76	苹果松糕	44±6
松饼	76		
豆类			
黄豆	18±3	菜豆	27±5
扁豆	29±1		
奶制品类			
冰淇淋	61±7	低脂冰淇淋	50±8
全脂奶	27±7	脱脂奶	32±5

续表

食物名称	升糖指数	食物名称	升糖指数
巧克力奶	34±4	布丁	43±10
优酪乳	36±4	低脂优酪乳	14±4
糖类			
蜂蜜	73±15	果糖	23±1
葡萄糖	97±3	麦芽糖	105±12
蔗糖	65±4	乳糖	46±3
巧克力	49±6		
其他			
汽水	68±6	花生	14±8
香肠	28±6		

（2）少量多餐，不喝酒，不抽烟。

（3）糖尿病肾病老年人的饮食：烹调以蒸、煮、炖、烩为主，尽可能选用花生油、茶树油、大豆油、葵花籽油及橄榄油；选用动物性蛋白，如鸡、鱼等。避免摄入含磷丰富的食物，少食高嘌呤食物，如凤尾鱼、沙丁鱼、动物内脏、肉汁、扁豆、贝类水产、鸡、鸭、兔、菠菜、蘑菇等。

（二）运动锻炼

（1）坚持长期有规律的体育锻炼，无法进行户外运动的老年人，可在家进行低强度的运动或家人帮助做一些抗阻力训练。

（2）切忌空腹运动，运动前可进食一些碳水化合物，随身携带糖果，防止运动过程中出现低血糖。

(3) 运动以有氧运动为主，如打太极拳、散步、跳健身操。

(三) 足部护理

(1) 经常用温水浸泡脚，水温不能过高，以不超过40℃为宜，泡脚时间以15～30分钟为宜。洗脚后用柔软及吸水性强的干毛巾擦干，尤其是趾缝间。出汗过多的老年人，可洗干净后涂上爽身粉。

(2) 足部干燥皲裂者，可用润肤露或植物油按摩滋润，但趾缝间不宜使用。

(3) 鞋袜要清洁、宽松、柔软、合脚、透气性好。

(4) 定期修剪趾甲，不要剪得太深，趾甲厚且坚硬者，可泡脚后再修剪，修剪后用磨甲器磨平尖锐的棱角。

(5) 不赤脚，穿平底鞋，经常检查鞋内是否有砂石、破洞，以防擦伤皮肤。

(6) 使用保暖设备时注意不要烫伤，水温不宜超过50℃，热水袋不能直接接触皮肤，要加布套使用。

(7) 不要自行处理足部的老茧、胼胝、鸡眼或足癣。

(8) 发现红肿、水疱或损伤等异常时，要及时到医院治疗，切勿自行处理。

(毛　琪　廖再波　冯冬梅)

第十二节 老年人高血压的监测与管理

【典型案例】

李爷爷，70 岁，患有心脏病、糖尿病、高血压。1 个月前，在晨跑时突然头痛、胸闷，跌倒在花园旁，现场检查，肘部、膝盖擦伤，关节活动自如，半小时后，开始出现头痛、意识模糊，送入医院。头颅 CT 检查示右侧基底节区脑出血，急诊行微创血肿穿刺引流术，术后给予降血压等对症处理，意识状态好转。

【照护问题】

1. 老年人发生脑出血的原因是什么？
2. 应该如何避免脑出血的发生？
3. 日常生活中，高血压老年人应该注意哪些事情？

一、什么是老年高血压？

年龄≥65 岁，在未使用降压药的情况下，非同一天3 次测量血压，收缩压≥140mmHg，和（或）舒张压≥90mmHg，可诊断为老年高血压。曾明确诊断高血压且正在接受降压药治疗的老年人，虽然血压＜140/90mmHg，也应诊断为老年高血压。老年高血压的分级方法与一般成年人相同，老年人血压水平的定义与分级见表 5－12－1。

表 5－12－1 老年人血压水平的定义与分级

分级	收缩压（mmHg）	关系	舒张压（mmHg）
正常血压	<120	和	<80
正常高值	120～139	和（或）	80～89
高血压	≥140	和（或）	≥90
1 级高血压	140～159	和（或）	90～99
2 级高血压	160～179	和（或）	100～109
3 级高血压	≥180	和（或）	≥110
单纯收缩期高血压	≥140	和	<90

当收缩压与舒张压分属不同级别时，以较高的级别为准。上述定义与分类的依据是诊室坐位血压测量结果。目前尚不把诊室外血压测量结果作为诊断老年高血压的独立依据。

二、为什么老年人容易发生高血压?

（1）老年人血管弹性降低，血管内膜增厚，管腔狭窄。

（2）老年人活动耐力下降，一些人喜静不爱动，体重超标，尤其是腹型肥胖的老年人，更容易发生高血压。

（3）老年人味觉功能减退，和（或）不良饮食习惯，如喜食腌制食品、咸味重的食品等，导致盐摄入过多。

（4）老年人激素反应性和压力感受器的敏感性降低，对血压波动的缓冲能力和调节能力下降。

三、高血压老年人日常生活中如何进行自我保健和居家照护?

（一）健康饮食

减少钠盐摄入，增加富含钾的食物的摄入，有助于降低血压。建议每天盐摄入量不高于5g。多吃新鲜蔬菜、水果、鱼类、豆制品、粗粮、脱脂奶及富含钾、钙、膳食纤维、多不饱和脂肪酸的食物。

1. 碳水化合物

（1）适宜的食物：米饭、粥、面类、汤、软豆类。

（2）应忌的食物：红薯、干豆类、味浓的饼干类。

2. 蛋白质

（1）适宜的食物：牛肉、猪瘦肉、蛋、牛奶、奶制品、大豆制品（豆腐、黄豆粉）。

（2）应忌的食物：脂肪多的食物（猪的五花肉、肘子）、烟熏品（香肠、腊肉）。

3. 脂肪

（1）适宜的食物：植物油、少量奶油、沙拉酱。

（2）应忌的食物：猪油。

4. 维生素、矿物质

（1）适宜的食物：蔬菜类（菠菜、白菜、胡萝卜、番茄、黄瓜、南瓜）、水果类（苹果、西瓜、橘子）、海藻类。

（2）应忌的食物：纤维粗硬的蔬菜（竹笋）、刺激性强的蔬菜（葱、芥菜）。

5. 其他

（1）适宜的食物：含酵母饮料（酸奶）。

（2）应忌的食物：辣椒、咖啡、酒、酱菜。

（二）规律运动

进行合理的有氧锻炼有助于降低血压。建议老年人进行适当的规律运动，如进行每周3～5次，每次不低于30分钟的有氧锻炼，如步行、慢跑和游泳等。不推荐老年人进行剧烈运动。不要空腹运动，以免发生低血糖，应在进餐1小时后进行，运动中如有不适，应立即停止运动。

（三）戒烟忌酒

戒烟忌酒有助于降低心脑血管疾病的发生风险。

（四）保持理想体重

超重或肥胖的高血压老年人可适当控制能量摄入和增加运动量。维持理想体重（BMI 20～23.9kg/m^2）、纠正腹型肥胖（正常男性腹围≤90cm，正常女性腹围≤85cm）有利于控制血压，降低心脑血管疾病的发生风险，但老年人应注意避免过快、过度减重。

（五）改善睡眠

睡眠的时长、质量与血压的升高和心脑血管疾病的发生风险有关。保证充足睡眠并改善睡眠质量对提高生活质量、控制血压和减少心脑血管疾病及其并发症的发生有重要意义。

（六）注意保暖

血压往往随着季节的变化而变化。老年人对寒冷的适应能力和对血压的调控能力差，血压会出现季节性波动。室温宜保持在 25℃左右，经常通风换气；骤冷和大风低温时减少外出；适量增添衣物。

（七）学会缓解压力

不良的情绪可使心跳加快，血压升高。所以，要注意避免情绪激动及过度紧张、焦虑，遇事要冷静、沉着、坦然处之。学会释放压力，向朋友、亲人倾诉，参加轻松愉快的业余活动。

（八）穿戴宽松

领带和裤带扎得过紧会引起血压波动，高血压老年人的衣裤不可过于紧小，以柔软、宽松为好，可选棉质衣料、运动鞋等。冬天最好穿轻便又暖和的衣物，如羽绒服、羊毛衫等。

（九）坚持服药

高血压一经确诊，即应按医嘱坚持服药，使血压逐步控制在正常范围内。任意增减药量或停药，不但不能控制血压，还会诱发脑出血等并发症。

四、高血压老年人如何进行家庭血压监测？

鼓励高血压老年人开展家庭血压监测，定期进行双上肢血压、四肢血压和不同体位（站立位、卧位）血压的测量，特别注意临睡前、清晨和服药前的血压监测。测量方法如下：

（1）使用经过国际标准方案认证合格的上臂式家用自动电子血压计，不推荐腕式血压计、手指血压计和水银柱血压计进行家庭血压监测。电子血压计使用期间应定期校准，每年至少 1 次。测量时应脱去衣袖。

（2）家庭血压值一般低于诊室血压值，若家庭血压值≥135/85mmHg，应及时到医院就诊，让专业医生进一步评估血压情况。

（3）监测频率：初始治疗阶段、血压不稳定者或是调整药物治疗方案时建议每天早晨和晚上测量血压（每次测 2～3 次，取平均值），连续测量 7 天，取后 6 天所测数值计算平均值。血压控制平稳者，可每周只测 1 天血压；长期接受药物治疗的老年人，建议监测服用前的血压状态，以评估药物疗效。

（4）详细记录每次测量血压的日期、时间以及读数，以便医生指导血压监测和评价控制效果。

（5）精神高度焦虑的老年人，不建议开展家庭血压监测。

五、高血压老年人常见的照护误区有哪些？

（一）对非药物疗法重视不够

很多人认为血压高吃降压药就够了，其实非药物治疗是降压治疗的基本措施。无论是否采取药物治疗，都要保持良好的生活方式，如健康饮食、规律运动、戒烟忌酒、保持理想体重、改善睡眠和注意保暖。

（二）不能坚持用药

很多老年人服药后血压恢复正常，就认为没有必要继续服药。其实这样的认识是错误的。高血压需要终身服药，中途停药后，血压常会再次升高，血压反复波动大，对心、脑、肾等器官的损害更严重。因此，正确的做法是血压稳定后，在监测血压的同时，在医生指导下逐渐减少药物的种类和剂量。

（三）频繁换药

有些老年人认为越贵的药，疗效越好，新药降压效果好，治疗时频繁换新药、贵药。实际上，降压药要充分发挥降压效果至少需要 2～4 周，适合自己的降压药才是最好的药，并非新药、贵药就是好药。

（四）治病心切，降压过快

很多老年人觉得降压快的降压药好。其实高血压治疗是一个缓慢过程，除了急症，缓慢降压才是正确的降压原则。而且血压并非降得越低越好，因为血压降得太低，会影响大脑组织的血流灌注，增加脑缺血的发生风险。

（五）凭感觉判断血压的高低

血压的高低常和症状的轻重没有明确的关系，不能凭感觉来降压。有些人因为长期高血压，慢慢耐受，即使血压很高还是没有不适的感觉，从而延误治疗。

（六）忽视血压监测和记录

降压治疗中十分强调个体化用药。究竟怎样才能达到“个体化”，其中一项便是坚持每天或每周定期对血压进行监测并记录，以便随时监测药量和血压的变化关系，调整药量，使血压控制在一个稳定的范围。

六、高血压老年人照护的注意事项有哪些?

（一）注意老年高血压合并直立性低血压

直立性低血压的相关知识可参考第五章第四节相关内容。

（二）注意老年高血压合并餐后低血压

餐后低血压在我国住院老年人中发生率较高，是指餐后2小时内收缩压较餐前下降20mmHg以上；或餐前收缩压≥100mmHg，而餐后＜90mmHg；或餐后血压下降未达到上述标准，但出现餐后心脑缺血症状。

餐前适当饮水可使餐后血压下降幅度减少20mmHg，并有效降低心脑缺血的发生率。最佳的水摄入量应根据老年人具体情况个体化确定，对于需要限水的严重心力衰竭及终末期肾病老年人，需慎重决定。

少食多餐可以减少血液向内脏转移的量和持续时间，对餐后低血压老年人可能有利。餐后适当的低强度运动可减小收缩压的下降幅度和降低跌倒的发生率，但运动量不可过大，否则会起反作用。

（三）注意不同时期的血压波动

老年人高血压并不是一成不变的，而是在不同季节、不同环境，甚至每天的不同时刻都有波动，有些高血压的老年人清晨起床后 2 小时内的收缩压会比夜间睡眠时收缩压最低值高 35mmHg 以上，同时血压的季节性变化随年龄增长而增加，冬季血压明显高于夏季血压。高血压老年人应注意监测血压，定时复诊，及时调整用药方案。

（四）注意老年人高血压的自我管理

老年人处于个体发展过程中的特殊阶段，开始变得动作迟缓、记忆衰退、感觉迟缓，出现抑郁、孤独、自卑等心理特点。然而老年人的自我管理，是改善其健康水平最有效的措施。因此，照护者应告知老年人高血压控制的目标，同时反复强调遵医嘱的重要性和必要性，让其主动认识疾病并参与疾病自我管理，协助老年人调整生活方式，减少疲劳和紧张，养成积极乐观的生活态度，维持平和的心态，增强老年人的主观能动性以及自我健康管理意识。

（任　静　钟文逸　郑学玲）

第十三节 老年人冠心病的管理

【典型案例】

李爷爷，68 岁，2 年前开始反复出现剧烈活动后胸部不适或憋闷，持续数分钟，休息后可缓解。到医院做检查，冠状动脉造影提示：有多支血管病变。行冠状动脉旁路移植术后，症状好转。半年前又反复出现胸部压迫感，自诉感觉胸部紧绷，下肢水肿，再次到医院治疗。

【照护问题】

1. 为什么老年人会反复出现胸部不适？
2. 冠心病老年人在日常生活中应该注意什么？

一、什么是冠心病？

冠心病全称为冠状动脉粥样硬化性心脏病，指冠状动脉粥样硬化使血管腔狭窄、阻塞，或（和）因冠状动脉功能性改变（痉挛）导致心肌缺血缺氧或坏死而引起的心脏病，也称缺血性心脏病。1979 年，WHO 将冠心病分为无症状性心肌缺血、心绞痛、心肌梗死、缺血性心肌病、猝死五型，其中心绞痛和急性心肌梗死在老年人中较常见。

二、冠心病的危险因素有哪些？

冠心病的主要危险因素如图 5 - 13 - 1 所示。

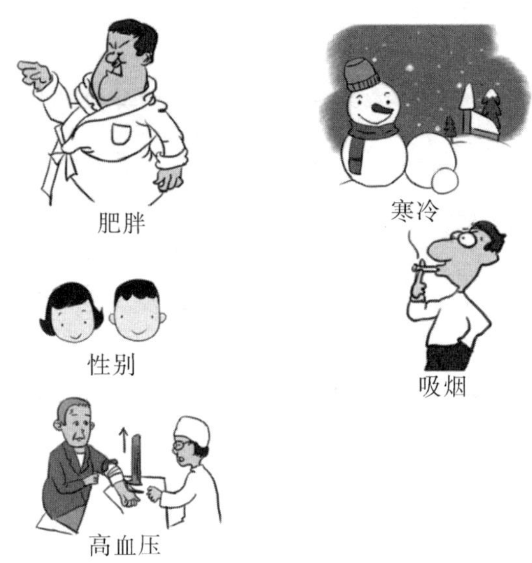

图 5－13－1　冠心病的主要危险因素

（一）年龄与性别

年龄大于 40 岁，冠心病发病率升高，男性高于女性。女性在绝经期后随着年龄的增长，身体机能逐渐衰退，相关免疫功能逐渐退化，冠心病发病率与男性接近。

（二）高脂血症

长期的高脂血症可导致老年人的动脉血管硬化，有逐渐演变成冠心病的风险。

（三）高血压

高血压被认为是冠心病的重要危险因素。有高血压的老年人动脉粥样硬化程度较血压正常者明显，且血压水平越高，动脉粥样硬化程度越高。高血压加速了动脉粥样硬化，高血压者发生血管闭塞和破裂的概率比血压正常者高。

（四）糖尿病

糖尿病与冠心病发生风险增加有关。2 型糖尿病和冠心病具有相似的危险因素，如肥胖和高血压。

（五）睡眠呼吸暂停综合征

睡眠呼吸暂停综合征会导致老年人在睡觉时反复出现呼吸停止。睡眠呼吸暂停期间发生的血氧水平突然下降可导致血压升高，心血管系统紧张，诱发冠心病。

（六）吸烟

吸烟是动脉粥样硬化的独立危险因素，会增加心肌耗氧，增加心绞痛和心肌梗死的发生率。吸烟不但易诱发冠心病，还对心肌梗死的预后有影响，被动吸烟者有同样的危险；吸烟越久，相对危险度越高。戒烟可降低冠心病的发生风险。

（七）情绪波动

情绪波动也是导致冠心病发生的关键因素。长期的不良情绪会诱发多种心血管疾病。

（八）寒冷

长时间的寒冷刺激会加速血管收缩，加重心脏负担，这也是冠心病的一个不可忽视的危险因素。

三、老年人日常生活中针对冠心病的预防措施有哪些？

（一）合理饮食

均衡搭配，不暴饮暴食。要限制高脂肪、高胆固醇食物的摄入，如动物内脏、海鲜、肥肉、猪油等，肥胖者应控制体重。

（二）生活规律

过度兴奋或紧张是心绞痛发作的诱因。要减少不良情绪的刺激，保证睡眠充足，情绪稳定，培养多种兴趣爱好。

（三）不吸烟、不酗酒

烟草会使动脉血管壁收缩，加快动脉粥样硬化；酗酒易使情绪激动，导致血压升高。

（四）保持大便通畅

老年人要养成定时排便的习惯，多吃蔬菜和水果，保持大便通畅，不要过度用力，以免诱发心绞痛甚至心肌梗死(图 5－13－2)。最好每天排便 1 次，便秘者应采取口服缓泻药、外用开塞露注入肛门内软化大便等措施。

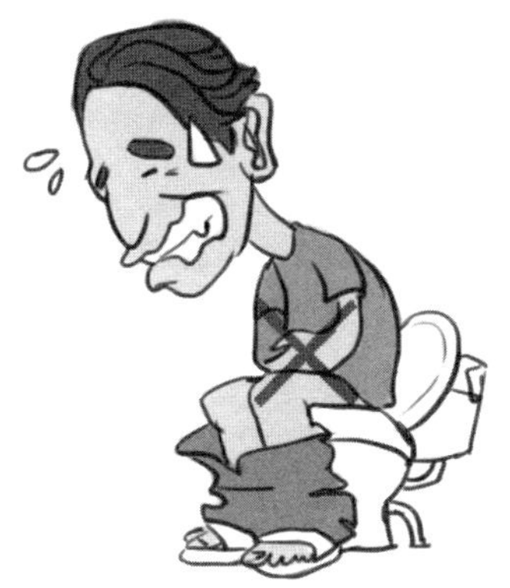

图 5－13－2 冠心病患者切忌用力排便

四、老年人发生心绞痛应怎样进行初步处理？

（1）立即停止一切活动，坐下或躺下休息，不要来回走动。

（2）舌下含化硝酸甘油，口服硝酸异山梨酯、速效救心丸等。

（3）保持镇定，不要过分紧张，有条件者马上吸氧。

（4）立即与当地急救机构或医疗单位联系，到医院就诊。

五、冠心病老年人哪些情况下需要到医院紧急就诊？

冠心病老年人出现下列情况应该提高警惕，及时就诊。

（1）劳累或紧张时突然出现胸骨后或左胸部疼痛，伴有出汗或放射到肩、手臂或颈部疼痛。

（2）用力排便时出现胸闷、心悸、胸部不适或气促等。

（3）活动时有心悸、气促、疲劳和呼吸困难，饱餐、寒冷时感到心悸、胸痛，上楼比以前或比别人更容易感到胸闷、心悸、呼吸不畅。

（4）夜间睡眠枕头低时容易感到憋气，需要高枕卧位。

（5）熟睡或做噩梦过程中突然惊醒，感到心悸、胸闷、呼吸不畅，需要坐起才能好转；长期发作的左肩痛，经一般治疗反复不愈；反复出现脉搏不齐、过速或过缓。

（6）休息时出现眩晕。

（7）不明原因的头痛、牙痛、腿痛、上腹痛、咽喉痛等。

（8）胸痛发作频繁、强度加剧、持续时间延长。

六、冠心病老年人治疗的误区有哪些？

（一）不能识别

老年人患冠心病多数表现不典型，如疼痛不在心前区，在背部、腹部等其他部位，且老年人或其照护者常自行诊断，从而没有及时就诊，延误疾病的治疗。有冠心病史的老年人，如果出现不明原因的疼痛或呼吸困难，应及时到医院就诊。

（二）不坚持用药

老年人或其照护者认为疼痛消失，疾病就好了，便开始不按照医嘱坚持用药，导致病程加快。冠心病药物应该在医生的指导下规律服用。

（三）不适当活动

老年人认为卧床或坐着休息最好，活动会加重疾病。然而，活动缺乏是心肌梗死的诱因之一，应该依据病情选择适合自己的活动。

七、冠心病老年人如何进行饮食选择？

（一）适当摄入

适当摄入植物蛋白，如豆类、豆制品；充足的膳食纤维，如芹菜、大白菜等；维生素和无机盐；新鲜蔬菜和水果等。

（二）限制摄入

少盐饮食，限制摄入脂肪和胆固醇含量较高的食物，如肥肉、煎炸食品、动物油、蛋黄、家禽的皮、动物内脏等。胆固醇控制在200毫克/天以下。

（三）饮食“三注意”

注意少吃甜食和含糖饮料，注意不要饮浓茶和咖啡，注意不要暴饮暴食。

（四）3-5-7饮食原则

3-5-7饮食原则是指3高（高膳食纤维、高新鲜度、高植物蛋白）、5低（低脂肪、低胆固醇、低盐、低糖、低酒精）、7分饱。

（五）少食多餐

少食多餐，切忌暴饮暴食，晚餐不宜吃得过饱，否则易诱发急性心肌梗死。

（邹彦婧　周小琴　毛　琪）

第六章　照护者

第一节　照护者面临的挑战

每个人都会经历童年、青年、中年和老年，在不同的年龄阶段，人体会发生一系列生理和心理变化。从生理意义上讲，老年是生命过程中组织器官走向老化和生理功能走向衰退的阶段。随着社会的进步与经济的发展，人口老龄化席卷全球，这是社会发展的必然结果，也是当今世界人们普遍关心的重要公共卫生问题和重大社会问题。根据《中国人口老龄化发展趋势预测研究报告》提供的数据，中国人口老龄化可以分为三个阶段，目前我国已经历了从 2001 年到 2020 年的快速老龄化阶段，65 岁及以上的老年人口比例已经超过 10%；而从 2021 年到 2050 年是加速老龄化阶段，预计老年人口将超过 4 亿；而经过第三阶段即重度老龄化阶段后，我国老年人口规模将稳定在 3 亿～4 亿。

目前，我国面临着人口老龄化和人口总量多的双重压力。随之而来的高龄、体弱、残疾、失能及长期患病等问题也越来越多。社会人口老龄化所带来的问题，不仅是老年人自身的问题，还会带来社会负担加重、社会保障费用增加、社会养老服务供需矛盾突出等一系列的挑战。如何为这些老年人群提供医疗护理和长期生活照护成为重中之重的难题。

我国老年照护起步较晚，老年人长期照护体系还不够完善。老年照护日益凸显的短板与老年人长期照护需求日益增长的矛盾，已成为影响社会和谐发展的重要问题之一。

生、老、病、死是人生的自然规律，在迟暮之年，大量的老年人需要他人提供各种各样的帮助。医院老年护理在满足老年人的医疗需求方面发挥了巨大的作用，但如果老年人长期住院，必然导致医疗照护成本不断攀升，加重政府、社会以及家庭的负担。

在我国高龄老年人长期照护体系尚未健全的今天，居家非正式照护是我国老年人的主要照护方式，老年人由家属或保姆照护，他们即为照护者。照护者以女性为主，是活跃在老年人家庭内外的非医疗成员，他们直接为生活不能自理的老年人或患慢性病的老年人提供生活上的帮助或专业的照护。但随之出现的问题是照护者专业知识不足和缺乏相应指导，老年人的健康需求难以得到满足，照护质量难以保障。

照护者是伟大的，照护工作是神圣而高尚的。照护者不但需要具有高尚的情操、较高的生理心理素质、较强的耐心和责任心，还要具备相关的专业照护知识和技能。照护本身就是一件十分繁重的任务，照护虚弱或患病老年人的日常生活和饮食起居，还要做到无微不至、事无巨细，照护者面临着实实在在的压力和负担，这种压力和负担可能会导致照护者生理和心理的逐步耗竭。

大量针对照护者的研究和调查表明，照护者虽然不是临床医务人员，但承受的压力和面对的风险并不亚于临床医务人员。这些风险包括：患身心疾病的风险是普通人的 2 倍；出现需要治疗的神经和精神问题的概率是普通人的 2.5 倍；家庭关系和社会人际关系受到不同程度的影响，觉得与家人和朋友有隔阂；就医的意愿较普通人低一半；更有可能遇到经济危机等。例如，痴呆老年人的配偶发生认知功能障碍或痴呆的风险更高，他们的认知功能衰退可能是由抑郁、孤独、社会隔绝和睡眠问题等社会心理因素、运动与饮食等行为因素，以及肥胖、长期持续升高的胰岛素水平和炎症等生理因素引起的。

（李永波　胡　雪　赵栩曼）

第二节　缓解照护压力

【典型案例】

何奶奶，53 岁，居住在老人家里，照顾一位 80 岁的老年性痴呆患者已经 3 年之久。老人的生活起居全由她负责。用老人女儿的话来说：“离了何大姐，家里都要乱套!”这些年来何大姐很少与家人和朋友联系，心情不好的时间越来越多。近日在市场因讨价还价与摊贩发生争吵，受刺激后回家对被照护的老人一反常态，大吼大叫，态度恶劣。

【照护问题】

1. 照护者出现这种情况的原因是什么？

2. 照护者的压力表现有哪些？

3. 在日常生活中如何预防这种情况的发生？

一、导致照护压力的原因有哪些？

（一）付出大量的时间和精力

由于老年人照护工作具有连续性、特殊性，照护者需要付出大量的时间和精力。由于休息时间不够、休息过程常被打断等，照护者身心疲惫，易出现失眠、头晕、头痛、腰背部疼痛、胃肠道疾病等。

（二）很难应对老年人出现的特殊问题

老年人由于疾病或身体的原因，经常会出现一些特殊问题，如突发疾病、病情变化、拒绝进食、意外死亡、意外跌倒、夜间不睡觉、吵闹、不配合等。照护者对老年人出现的问题不理解，无法应对，对死亡的恐惧等都会导致照护者身心疲惫，在生理、心理上承受着巨大的压力。

（三）来自周围人群的压力

当老年人出现特殊问题时，来自家属、照护团队的其他成员和管理者等的压力，易让照护者对自己的照护技能失去信心，心力交瘁，对老年人心怀愧疚或心存怨恨。

（四）个人生活受影响

许多照护者离开原本的生活环境，单独照护老年人，会面对交通、住房、经济等生活压力，也面临与配偶分离，无法照料孩子、父母等生活问题。这些也成为照护者的压力来源。

（五）与社会隔离、回避社交

目前照护者的社会地位不高，照护工作常常得不到足够的理解和尊重。有的照护者怕别人知道了自己的工作后被歧视，选择离开原来的社交圈子。也有的家庭照护者认为这是自己的家事，不愿意给别人添麻烦，也开始回避社交活动。

二、照顾者压力过大的表现有哪些？

（一）情绪低落、抑郁

很多长期照护老年人的照护者，每天面对繁重的照护工作，都会产生一些负面的情绪，如情绪低落，感到压力、愤怒、忧愁，不知道该如何面对新的一天。特别是一些老年性痴呆患者的家庭照护者，更会出现生理、心理或情感、社会等方面的问题。

（二）烦躁、焦虑

面对种种突如其来的特殊情况，照护者时常会感到力不从心、无所适从、烦躁和焦虑。

（三）否认、愤怒

当自己所照护的人刚刚被诊断出疾病时，多数照护者很难接受这个现实，他们常常会否认老年人得了某种疾病，也会否认这种疾病对老年人所产生的不良影响。

有的照护者会因为自己所照护的人患了老年性痴呆和其他类似疾病，让自己的生活产生了翻天覆地变化而感到愤怒，为现代医学还无法治愈像老年性痴呆这类疾病而感到愤怒，为无法与痴呆老年人正常沟通交流而感到愤怒，也会为得不到家人和朋友的理解而感到愤怒。

（四）腰痛、背痛等不适

有些老年人因为疾病，生活不能自理，需要照护者帮助翻身、起床、移动、行走，有些自理能力完全丧失的老年人还需要照护者帮助清理大小便、喂食、梳洗。照护者过度劳累，得不到很好的休息，易出现腰痛、背痛等不适。

（五）失落感、挫败感

照护者在照料老年人的过程中倾注大量的心力、花费大量的时间等，但这些可能仍然无法阻挡疾病的变化和意外的发生。当出现上述情况时，照护者时常会有深深的挫败感，感觉自己的付出没有好的结果，出现情绪低落，产生深深的失落感。

（六）其他

其他表现包括沮丧、疲倦、失眠、易激惹、注意力不集中等。有的照护者还出现体重增加或减少，容易生病等一系列健康问题。还有一些照护者过着闷闷不乐、郁郁寡欢的日子，他们积年累月地煎熬着，几乎失去了生活的乐趣和方向。

三、缓解照护压力的方法有哪些?

(一)照顾好自己,规律锻炼,保证休息,均衡饮食

要好好照护自己,这是让自己成为一名健康照护者的首要条件。试想,如果自己都失去了健康,那又如何照护其他人呢?因此,照护者需要保证足够的休息时间;注意饮食的营养搭配;尽量规律地参加锻炼,以提高身体的免疫力;寻找放松心情的方式,培养兴趣爱好;在有其他人帮助照看被照护者的时候,安排时间出门购物或者与朋友聚会,给自己留有时间;定期体检,防病于未然,让自己拥有健康的身体。

(二)做一个有知识、有技能的照护者,积极接受专业的照护培训

随着医学的进步,新的知识和技能不断出现,需要有新的照护技能与之相适应。照护者需要学习新的照护知识,了解别人的故事,从中获得更多的信息和帮助。

(三)利用一切有利资源,获取帮助和支持

要知道,寻求他人帮助绝不意味着自己的工作做得不好,不是一个称职的照护者。一个人的力量是有限的,只有获得家人、朋友、社区的支持和帮助,自己才能得以放松,稍做休息。

在疾病的不同阶段,可以利用一切有利资源,如老年病

医院、老年护理院、敬老院、养老院、社区老年活动中心、居家服务机构、家政服务机构等，或许能得到帮助和支持。

（四）接受现实，接受自己的情感

在照护一些患有无法治愈疾病的老年人时，照护者要有充分的心理准备，接受被照护者病情不会好转，并且会逐渐恶化这一现实。只有在心理上接受了这一点，才能在照护过程中坦然面对一切困难。在漫长的照护生活中，照护者会产生许多复杂的情感，有时感到沮丧、孤独、内疚、悲伤、高兴，有时感到害怕、憎恨、无助或充满希望，这些情感都是真实存在的。要学会接受自己的情感，调整好心态，多看到事物好的方面，如发现被照护者能够做的事情，而不是过分关注其不能做的事情，那样自己就能得到更多快乐。

（五）与其他照护者沟通交流

要有意识地寻找一位能给自己安慰的人，如家人、朋友、其他照护者或者某些类似的支持团体，和他们在一起相互交流经验和体会，疏解心中的忧愁，寻求心灵的慰藉。

（六）排解压力，学会自我放松

压力容易使人处于亚健康状态，出现消化性溃疡、注意力不集中、烦躁、易激动、食欲下降等健康问题。如果照护者出现这些问题，一定不能轻视，必要时要寻求医生的帮助。日常生活中可采用一些有效的减压方式，如听音乐、散步、跳舞等，让自己感觉轻松一点。

（七）处理好法律和财务问题

如果所照护的老年人被诊断为痴呆，建议邀请老年人和其家属一起，对家庭重大的法律和财务问题做出决策，清点并妥善处置好贵重的物品，越早越好，以免将来产生不必要的纠纷。

（八）拥有自信，而不是内疚

在照护者的悉心照护下，老年人得以保持一定的生活质量和人格尊严。与此同时，照护者也会面对被照护者不可逆转的衰老和生命的流逝，而自己却无能为力的悲伤现实。不过每个人都要多看到事情积极的一面，尽了最大的努力就好。当被照护者需要的时候，照护者在其身边，这已经足够。世界上最宝贵的是生命，照护者小心翼翼地呵护着脆弱的生命，应该自信，自己从事的是无比神圣而高尚的事情，可以为此骄傲！为此自豪！

（胡　雪　刘晓琴　任　静）

参考文献

[1] 刘晓红，康琳．老年医学诊疗常规［M］．北京：中国医药科技出版社，2017.

[2] 张守文，等．实用老年病学［M］．长春：吉林科学技术出版社，2017.

[3] 化前珍，胡秀英．老年护理学［M］．4 版．北京：人民卫生出版社，2017.

[4] 孙红，尚少梅．老年长期照护规范与指导［M］．北京：人民卫生出版社，2018.

[5] Warnecke T，Im S，Kaiser C，et al. Aspiration and Dysphagia Screening in Acute Stroke – the Gugging Swallowing Screen Revisited［J］. European Journal of Neurology，2017，24（4）：594－601.

[6] Messing BP，Ward EC，Lazarus CL，et al. Prophylactic Swallow Therapy for Patients with Head and Neck Cancer undergoing Chemoradiotherapy：A Randomized Trial［J］. Dysphagia，2017，32（4）：487－500.

[7] Jiang JL，Fu SY，Wang WH，et al. Validity and Reliability of Swallowing Screening Tools used by

Nurses for Dysphagia：A Systematic Review [J]. Tzu Chi Medical Journal，2016，28（2）：41－48.

[8] 张晓梅，周春兰，周宏珍，等. 脑卒中病人误吸预防的标准化护理流程及措施——基于循证及德尔菲函询法的专家共识 [J]. 护理研究，2020，34（1）：1－8.

[9] 中国新闻网. 中国老年人走失状况白皮书 [Z]. https://www.chinanews.com/sh/2016/10—09/8025356.shtml.

[10] 中国老年保健医学研究会老年内分泌与代谢病分会，中国毒理学会临床毒理专业委员会. 老年人多重用药安全管理专家共识 [J]. 中国全科医学，2018，21（29）：3533－3544.

[11] 中国抗癌协会，中国抗癌协会肿瘤营养与支持治疗专业委员会，中国抗癌协会肿瘤康复与姑息治疗专业委员会，等. 营养评估 [J/OL]. 肿瘤代谢与营养电子杂志，2016，3（2）：102－103.

[12] 中华医学会肠外肠内营养学分会老年营养支持学组. 中国老年患者肠外肠内营养应用指南（2020）[J]. 中华老年医学杂志，2020，39（2）：119－132.

[13] 中国营养学会. 中国老年人膳食指南（2016）[M]. 北京：人民卫生出版社，2018.

[14] 中国营养学会. 中国居民膳食营养素参考摄入量（2013版）[M]. 北京：科学出版社，2014.

[15] 中国老年医学学会营养与食品安全分会，中国循证医学中心，《中国循证医学杂志》编辑委员会，等. 老年患者家庭营养管理中国专家共识（2017版）[J]. 中国循证医学杂志，2017，17（11）：1251－1259.

［16］华琦，范利，李静，等．老年人异常血压波动临床诊疗中国专家共识［J］．中国心血管杂志，2017，22（1）：1－11．

［17］董碧蓉．医养结合下的老年护理适宜性技术［M］．成都：四川大学出版社，2017．

［18］罗伯特·L．凯恩，约瑟夫·G．欧蓝德，伊塔马尔·B．亚伯斯，等．老年医学临床精要［M］．7版．岳冀蓉，董碧蓉，主译．天津：天津科技翻译出版有限公司，2017．

［19］全国防聋治聋技术指导组，中华医学会耳鼻咽喉头颈外科学分会，中华耳鼻咽喉头颈外科杂志编辑委员会，等．老年听力损失诊断与干预专家共识（2019）［J］．中华耳鼻咽喉头颈外科杂志，2019，54（3）：166－173．

［20］中国老年医学学会高血压分会，国家老年疾病临床医学研究中心，中国老年心血管病防治联盟，等．中国老年高血压管理指南2019［J］．中国心血管杂志，2019，24（1）：1－23．

［21］Brignole M，Moya A，de Lange FJ，et al．2018 ESC Guidelines for the Diagnosis and Management of Syncope［J］．European Heart Journal，2018，39（21）：1883－1948．

［22］姜乾金．医学心理学［M］．北京：人民卫生出版社，2010．